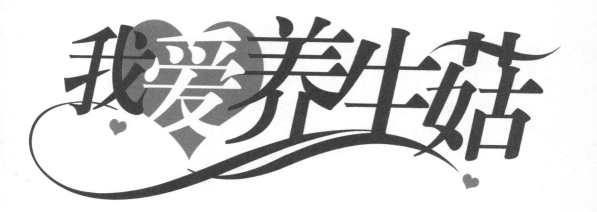

我爱养生菇

主编◎王耀献

参编人员（以姓氏笔画为序）

于国泳　王　珍　王　犖

付天昊　刘尚建　刘忠杰

孙卫卫　滕福斌

U0386315

北京科学技术出版社

图书在版编目（CIP）数据

我爱养生菇 / 王耀献主编. — 北京：北京科学技术出版社，2014.5
ISBN 978-7-5304-7084-8

Ⅰ. ①我… Ⅱ. ①王… Ⅲ. ①菌类植物 – 食物养生 Ⅳ. ①R247.1

中国版本图书馆CIP数据核字（2014）第057224号

我爱养生菇

主　　编：王耀献
策划编辑：赵　晶
责任编辑：赵　晶　王　婧
责任校对：黄立辉
责任印制：李　茗
封面设计：锋　尚
版式制作：锋　尚
出 版 人：曾庆宇
出版发行：北京科学技术出版社
社　　址：北京西直门南大街16号
邮政编码：100035
电话传真：0086-10-66135495（总编室）
　　　　　0086-10-66113227（发行部）0086-10-66161952（发行部传真）
电子信箱：bjkjpress@163.com
网　　址：www.bkydw.cn
经　　销：新华书店
印　　刷：保定市中画美凯印刷有限公司
开　　本：720mm×1000mm　1/16
字　　数：120千
印　　张：11.25
版　　次：2014年5月第1版
印　　次：2014年5月第1次印刷
ISBN 978-7-5304-7084-8/R · 1749

定　价：38.00元

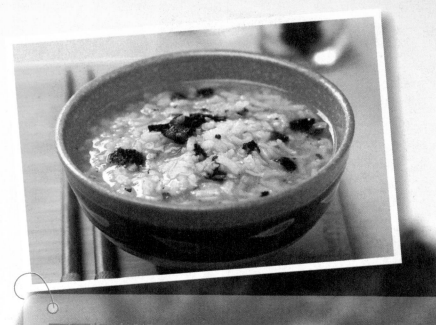

石耳糯米粥

★平补气阴，适于易疲劳者

主　　料：石耳 30g。

辅　　料：糯米 100g。

调　　料：冰糖。

烹制方法：1. 将石耳泡发洗净，撕成小块，糯米淘洗干净。

　　　　　2. 加水先煮糯米，快熟时放入石耳同煮。

　　　　　3. 关火前放入冰糖溶开即可。

功　　效：糯米性甘平，能温暖脾胃，补益中气，与石耳养阴清热的作用形成互补，且二者都含有丰富的营养成分，适合易疲劳人群。

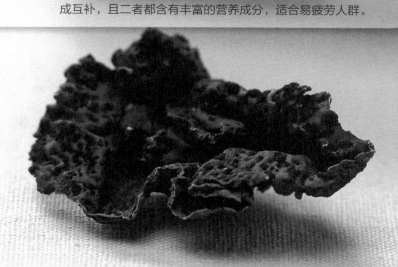

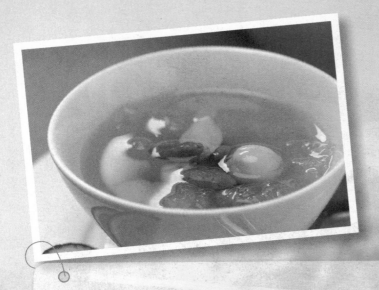

冰糖鲜莲银耳汤

★ 滋阴润肺，健脾安神

主　料：银耳50g。

辅　料：莲子30g。

调　料：盐、鸡精、冰糖、料酒。

烹制方法：1. 将泡好的银耳放入盆内，加鸡清汤150ml蒸1小时左右，再将银耳取出。

2. 鲜莲子剥去青皮和嫩白皮，切去两头，捅去芯，用水汆后再用开水浸泡备用（鲜莲子要略带脆性、不要煮泡得很烂）。

3. 将莲子、银耳放入鸡汤，先文火煮沸后武火慢炖，加味精、料酒、盐、糖适量即成。

功　效：1. 此汤具有滋阴润肺、健脾安神的功效，适用于心烦失眠、干咳痰少、口干咽痛、食少乏力等病症。

2. 健康人食用可消除疲劳、增进食欲、增强体质。

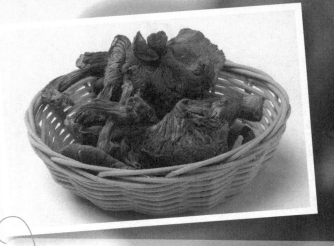

小鸡炖榛蘑

★补益气血，适合虚弱人群

主　　料：榛蘑 50g、鸡 1 只。

辅　　料：葱、姜。

调　　料：盐、酱油、料酒、糖。

方法

1. 榛蘑温水泡发，洗净，撕成大小适中的条块。鸡去毛去内脏、洗净、切块，放入沸水锅中焯一下，撇去浮沫备用。

2. 锅内放入鸡块和适量水，大火烧开，加入酱油、料酒、糖、葱、姜，用小火把鸡炖至八成熟，加入榛蘑炖至鸡肉熟烂，放盐，出锅即成。

鸡肉具有温中益气、补益虚羸的功效。榛蘑含有丰富的蛋白质、氨基酸、微量元素等，可为人体提供丰富的营养成分。二者相配，老少皆宜，具有强壮补益之功。

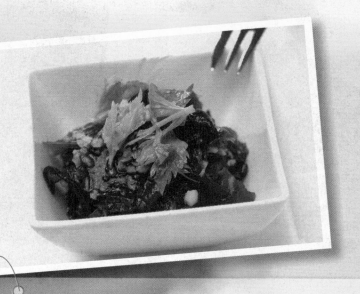

凉拌木耳芹菜

★通六腑，减肥健体

主　　料：干黑木耳 20g。

辅　　料：芹菜叶、蒜泥各适量。

调　　料：盐、鸡精、白糖、凉拌醋、橄榄油。

烹制方法：1. 将木耳和芹菜分别用开水焯熟，取出晾凉后撕成小块。

　　　　　2. 将芹菜和木耳放入器皿中，加入少许鸡精、白糖、盐和凉拌醋。

　　　　　3. 坐锅点火倒入少许橄榄油，待油热后浇在上面，拌匀即可。

功　　效：1. 利肠胃，通脏腑。

　　　　　2. 清热利水、解毒消肿、从而利水道。

　　　　　3. 木耳容易让人有饱腹感，可以促进肠胃的蠕动，让排便更为通畅，从而利肠道。

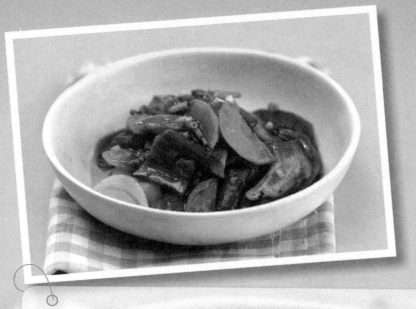

素炒牛肝菌

★调节免疫力，清热解毒

主　　料：牛肝菌 150g。

辅　　料：辣椒、蒜片、葱花各适量。

调　　料：醋、白糖、水淀粉、盐。

烹制方法：1. 牛肝菌洗净切片，用开水焯过。

　　　　　2. 准备调味汁（辣椒酱、醋、白糖调成）和水淀粉。

　　　　　3. 将锅烧热倒油，放入蒜片爆香。

　　　　　4. 放入胡萝卜片煸炒几下然后放入牛肝菌，接着倒入调味汁快速翻炒。

　　　　　5. 出锅前淋水淀粉，放适量盐调味，洒葱花。

功　　效：可调节免疫力，有抗癌作用，同时具有清热解毒、消食和中等功效。

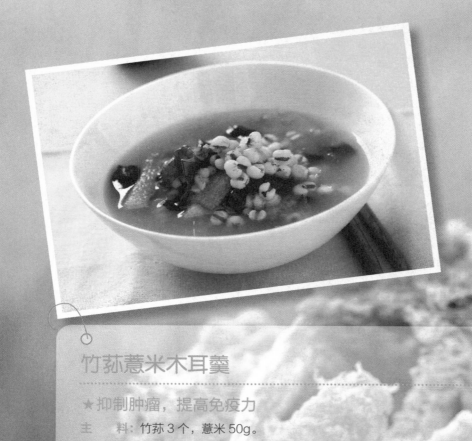

竹荪薏米木耳羹

★抑制肿瘤，提高免疫力

主　　料：竹荪 3 个，薏米 50g。

辅　　料：干黑木耳 5g。

调　　料：盐。

烹制方法：将黑木耳和竹荪泡发，冲洗干净，与薏米同煮，煮熟即可。

功　　效：竹荪可抑制肿瘤、提高免疫力。

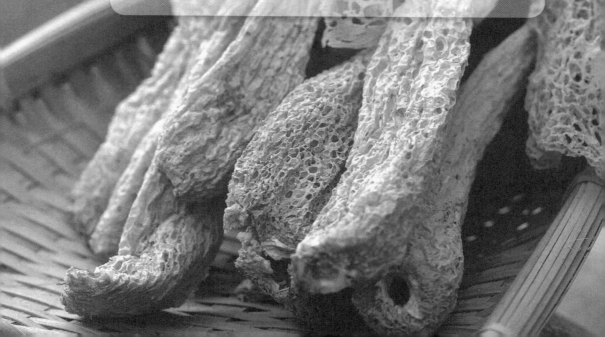

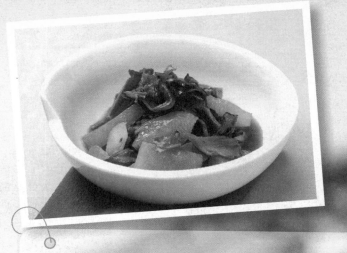

灰树花烧冬瓜

利水行气，清热解毒

主　　料: 灰树花 50g。

辅　　料: 冬瓜 100g；香葱少许。

调　　料: 姜、酱油、盐、糖、鸡精。

烹制方法:
1. 将灰树花用温水泡发后，捞出洗净沥干，过滤泡发的水备用。

2. 冬瓜去皮去籽洗净后，切成 2cm 厚的块。

3. 锅中倒入油，大火加热至 7 成热时，放入灰树花炸 10 秒钟捞出，再放入冬瓜炸 20 秒钟捞出。

4. 炒锅中倒入少量油，放入姜片爆香后，倒入冬瓜和灰树花，再倒入过滤后的灰树花水，没过菜量的一半即可。

5. 调入酱油、盐和糖搅拌均匀，盖上盖子中火焖 3 分钟，待汤汁略收干，放入香葱，撒入鸡精搅拌出锅即可。

功　　效:
1. 表现为水肿、腰酸痛、畏寒肢冷等症状，中医辨证为肾气不足者适用。

2. 冬瓜性凉、味甘淡，有利水消痰、清热解毒之功效。配合灰树花可起到很好的利水、行气作用。

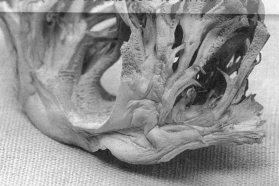

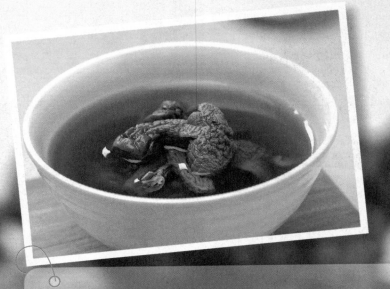

松茸清汤

★强精补肾，健脑益智，抗辐射

主　　料：松茸 20g。

辅　　料：虫草、竹荪、羊肚菌少许。

调　　料：盐。

烹制方法：上述材料一起炖 15 分钟后，加稍许精盐，即可食用。

功　　效：强精补肾，健脑益智，抗辐射。

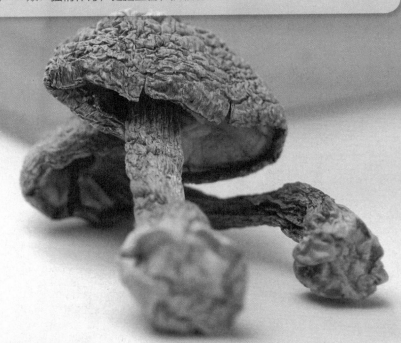

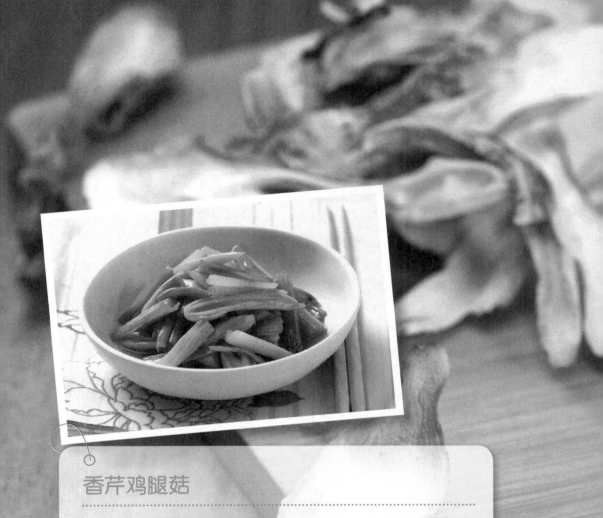

香芹鸡腿菇

★平肝降压，开胃润肠

主　　料：鸡腿菇 150g。

辅　　料：香芹 100g，小红辣椒 5 个。

调　　料：盐、酱油、糖。

烹制方法：1. 鸡腿菇切条，香芹、小红辣椒切段。

　　　　　2. 锅内放油烧热，先炒鸡腿菇，炒出水后放入辣椒和香芹，翻炒一下。

　　　　　3. 加盐、酱油、糖，出锅装盘即可。

功　　效：芹菜是高纤维食物，它可以促进肠蠕动，健胃通便；此外芹菜还有平肝降压、镇静安神的作用。鸡腿菇能补益肠胃，帮助消化。本菜适合饮食不香及便秘的人群，有开胃润肠的作用。

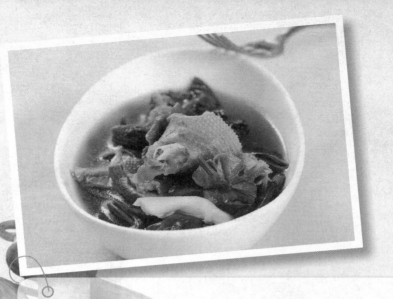

茶树菇老鸭汤

★健脾补肾，益气补血

主　　料： 茶树菇 20g，干蘑菇 10g，老鸭 1 只。

辅　　料： 春笋 2 段，火腿 20g，葱花少许。

调　　料： 精盐、味精。

烹制方法： 1. 将茶树菇和干蘑菇用温水泡发，捞出洗净。

2. 将春笋剥去外层硬壳，切去老根，用刀背拍松后切成段。将老鸭去头去尾去内脏后洗净，切成大块。

3. 锅中倒入清水，大火煮沸后，放入鸭块煮 5 ~ 6 分钟，待表面变色后捞出。

4. 大葱洗净切成葱花。姜洗净切片。将泡发过滤后的蘑菇水，倒入砂锅中，补入足够量的清水大火煮沸，放入鸭块、火腿片、葱花、姜片、茶树菇和蘑菇，盖上盖子文火炖 3 小时。

5. 3 小时后，放入笋块，继续炖 20 ~ 25 分钟，食用前添加少许精盐调味即可。

功　　效： 健脾补肾，益气补血。

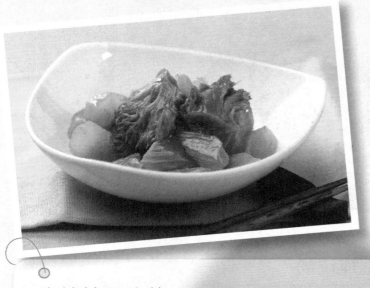

青笋炒猴头菇

★清热、降血脂，高脂血症患者适用

主　　料：猴头菇 300g。

辅　　料：青笋 150g。

调　　料：盐适量。

烹制方法：1. 将猴头菇发好、洗净、切成小块，青笋洗净、切块。

2. 锅中放适量油，烧热后下青笋、猴头菇，翻炒至熟，加适量盐调味后出锅。

功　　效：1. 表现为肥胖、口粘口苦等症状的高血脂症患者适用。

2. 青笋性凉、味甘微苦，具有清热利水化浊、降血脂的作用。

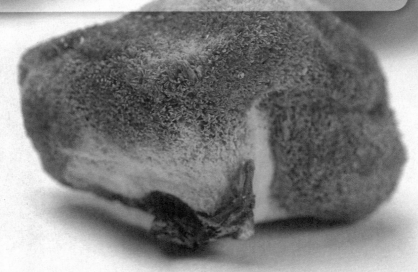

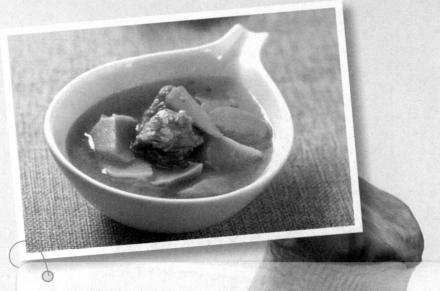

杏鲍菇炖鸡汤

....

★益气开胃，扶正补虚

主　　料：小杏鲍菇 3 根，柴鸡 1 只。

辅　　料：胡萝卜 1 根，葱姜若干。

调　　料：盐。

烹制方法：1. 将柴鸡切成小块，将胡萝卜和杏鲍菇滚刀切备用。

2. 将鸡块冷水入砂锅，水加到最高水位线，淋入 30ml 料酒，大火烧开，撇去浮沫。

3. 加入葱姜，盖上盖子，转小火炖 1 个小时，可架根筷子在盖子下，防止溢锅。

4. 小火炖 1 小时后加入胡萝卜和杏鲍菇，再同炖 15 分钟左右，加盐调味即可出锅。

功　　效：益气开胃，扶正补虚。

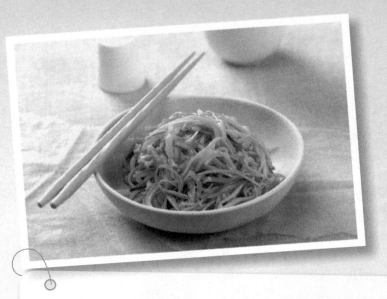

凉拌金针菇

★减肥，降血脂

主　　料：金针菇 250g。

辅　　料：白萝卜半根，黄瓜 1 根。

调　　料：鸡精、白糖、盐、香油、酱油适量。

烹制方法：1. 将白萝卜、黄瓜洗净，白萝卜去皮切丝，黄瓜切丝，用盐腌
　　　　　　　 15 分钟之后捞出挤干水分。

　　　　　 2. 金针菇用热水焯一下，一定要煮熟，之后与萝卜丝、黄瓜丝
　　　　　　　 一起放入小盆中。

　　　　　 3. 在盆中倒入鸡精、少量白糖、鲜酱油和香油调匀。

功　　效：轻身减肥，降低血脂，防治心脑血管疾病。

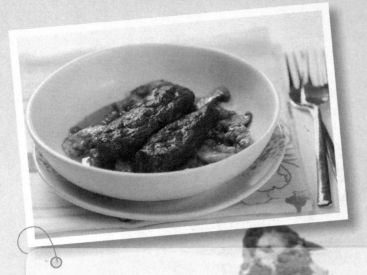

口蘑牛扒

★补气健脾，治疗脂肪肝

主　　料： 口蘑 150g，牛扒 150g。

辅　　料： 番茄沙司、洋葱碎、西芹碎各适量。

调　　料： 盐、胡椒粉、红酒、橄榄油、奶油。

烹制方法： 1. 将牛扒用盐、胡椒粉、洋葱碎、西芹碎腌制入味。

2. 把牛扒煎熟，煎盘中倒入橄榄油。

3. 下洋葱碎、西芹碎炒出香味，再加入番茄沙司、盐、胡椒粉调味。

4. 待汁厚过滤后，将汁浇托盘边上，中间摆放用奶油炒香的口蘑，煎好的牛扒摆在口蘑上即可。

功　　效： 1. 口蘑配牛排补气健脾，配合红酒养胃。

2. 治疗脂肪肝。脂肪肝是五脏不通的表现，口蘑可抑制血清和肝脏中胆固醇的上升，对肝脏起到良好的保护作用。

3. 口蘑所含的大量膳食纤维，具有防止便秘、促进排毒可以促进肠胃的蠕动，增加排便量，让排便更为通畅，从而利肠道。

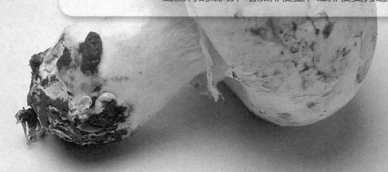

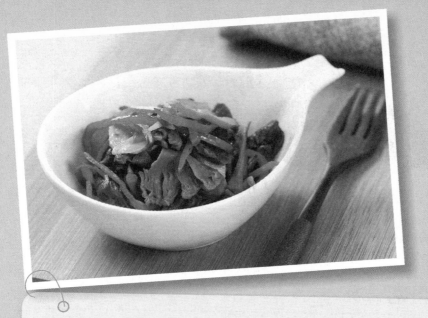

三丝鸡㙡菌

★促进肠胃蠕动，增强食欲

主　　料：鸡㙡菌 100g。

辅　　料：青椒、红椒 30g。

调　　料：盐、味精、精制油、姜、蒜。

烹制方法：1. 将鸡㙡菌摘洗干净，与青椒、红椒切成丝备用。

2. 锅内放水煮沸，加少许盐、油，倒入鸡㙡菌飞水，捞出沥于水分。

3. 炒锅置旺火上，放油烧热，放入姜、蒜片炒香，倒入原料，加盐、味精速炒片刻即可出锅。

1. 平补脾胃、令人食欲大增。

2. 口感清淡，可以促进肠胃蠕动、清利肠道。

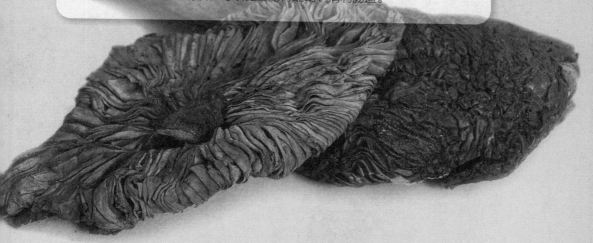

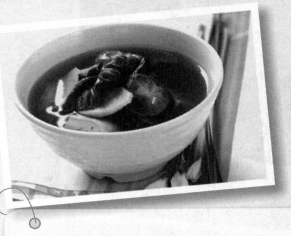

香菇鸡汤

★补气，健脾和胃

主　　料： 新鲜香菇 300g。

辅　　料： 鸡大腿 150g、毛尖笋 100g。

调　　料： 香葱、白酒、姜片、精盐。

烹制方法： 1. 将香菇用水泡 20 分钟，然后去蒂，对半切开。

2. 毛尖笋也可以用其他笋类代替。泡后切段。

3. 将鸡大腿肉，洗净切块，将锅中水烧开，烫 3 ~ 4 分钟去血水，然后捞出。

4. 锅中加冷水，倒入去血水的鸡块，放点姜片和白酒。

5. 等锅中水开时倒入切好的香菇，放些盐。

6. 锅中水再次沸腾的时候加入切段好的笋子。

7. 大火烧开，小火慢慢煨 30 ~ 40 分钟，鸡肉烂的时候就可以出锅了，如果不咸的话自己再加点盐。加点葱末就可以出锅。

功　　效： 1. 补气健脾和胃。

2. 治疗元气不足。香菇营养价值香菇营养丰富，味道鲜美，和健脾益气的鸡肉同煮，可以起香而不腻的效果。

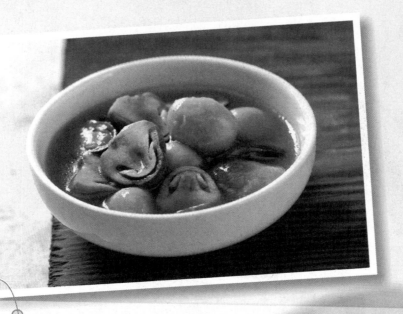

草菇面筋

★益胃清热，治疗食欲不振

主　　料：草菇 300g。

辅　　料：面筋 100g。

调　　料：盐、淀粉、鸡精、香油、高汤。

烹制方法：1. 草菇洗净备用。

　　　　　2. 锅烧热放油，放入草菇翻炒后，加入面筋、高汤和鸡精。

　　　　　3. 烧开后转小火炖 10 分钟。

　　　　　4. 放盐，淀粉勾芡，淋入香油即成。

功　　效：面筋中脂肪、糖类含量低，古籍记载其有"解热、止渴、消烦"的作用。配合草菇，尤其适合在疲倦、没有食欲、内热烦渴时食用。

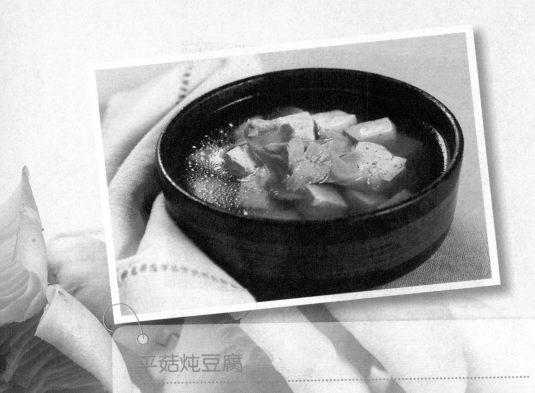

平菇炖豆腐

★ 清热健脾 · 补中益气

主　　料：平菇 200g。

辅　　料：豆腐 150g。

调　　料：盐、料酒、鸡精、白胡椒粉、香油。

烹制方法：1. 将平菇洗净切片，豆腐切成小方块。

　　　　　2. 砂锅内放水烧开，放入豆腐、平菇、精盐、料酒、鸡精，炖至豆腐、平菇入盐味。

　　　　　3. 撒入白胡椒粉，淋上香油即成。

功　　效：豆腐性味偏凉，有补中益气、清热润燥、生津止渴和清洁肠胃的作用。配合平菇，此道菜肴健脾清热，适于饮食积滞有内热的人群。

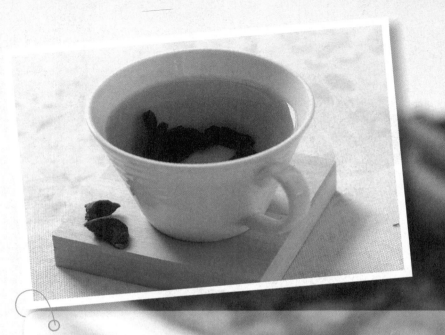

桑黄饮

★抗癌，降血糖

主　　料：桑黄 60g，清水 2000ml。

烹制方法：1. 在药锅中放入清水，没过桑黄。

　　　　　2. 大火开锅后转小火煎煮 30 ~ 40 分钟即可。

功　　效：可以最大限度地保持桑黄本身抗癌、降血糖等药用效果，而且使
　　　　　用方法简单便捷，适合广大上班族日常保健使用。

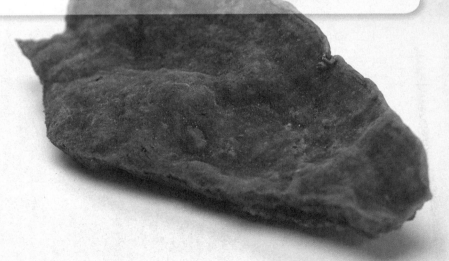

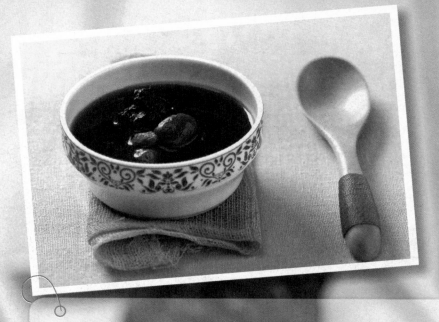

桦褐孔菌枸杞大枣煎

★适合艾滋病、癌症或糖尿病患者

主　　料: 桦褐孔菌 5g。

辅　　料: 枸杞、大枣各适量。

烹制方法: 1. 将桦褐孔菌洗净、切碎，大枣洗净、掰开，枸杞洗净。

　　　　　　 2. 炖锅中加适量清水，放入以上原料同煎，代茶饮。

功　　效: 表现为饥不欲食、腰膝疼痛、畏寒乏力、面色苍白的艾滋病、癌症或糖尿病患者适用。

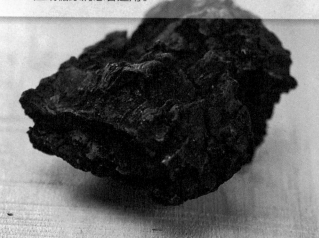

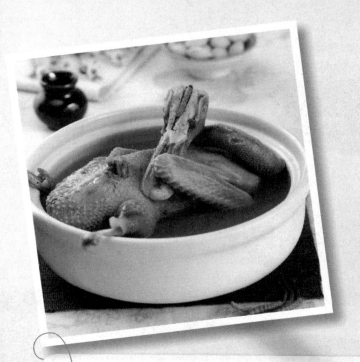

虫草蒸老鸭

★补益强壮，止咳喘

主　料: 冬虫夏草 3 ~ 5 枚，老雄鸭 1 只。

辅　料: 生姜、葱白适量。

调　料: 黄酒、食盐。

烹制方法: 1. 老鸭去毛、内脏，冲洗干净，放入锅中煮开至水中起沫捞出。

2. 将鸭头顺颈劈开，放入冬虫夏草，用线扎好，放入大钵中。

3. 加黄酒、生姜、葱白、食盐、清水适量，再将大钵放入锅中，隔水蒸约 2 小时至鸭熟即可。

功　效: 补益强壮，适用于肿瘤虚弱和放化疗后患者，或病后虚损的人，能补虚，益精气，止咳喘。

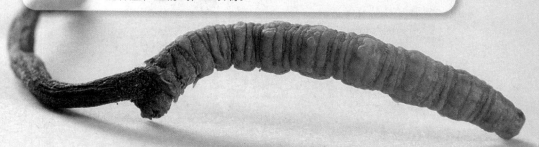

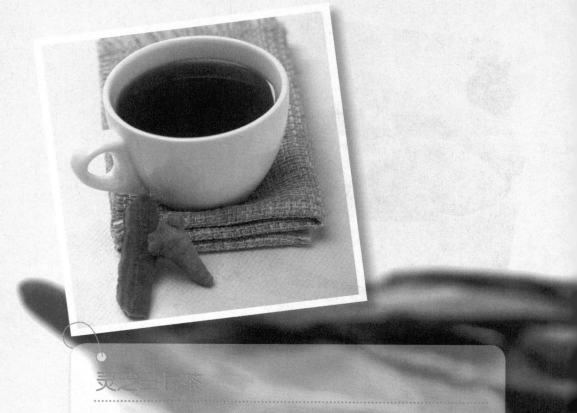

灵芝三七茶

★防治冠心病、心绞痛

主　　料: 灵芝 5g。

辅　　料: 三七 3g。

烹制方法: 1. 将原料打碎块。

2. 原料洗净后,放入砂锅中,加清水适量,浸泡 30 分钟。

3. 水煎 30 分钟,每天睡前 1 ~ 2 小时服用。

功　　效: 有强心、扩张冠状动脉和改善心肌微循环的功效,能够治疗冠心病、心律失常等症状,对心血管疾病有改善作用。

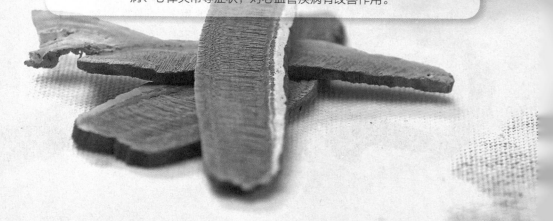

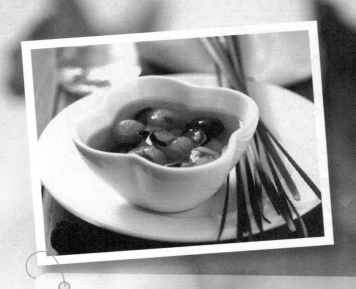

猪苓桂圆鲫鱼汤

★健脾去湿，消肿利水

主　　料：鲫鱼 500g，猪苓 30g。

辅　　料：桂圆 30g，生姜 4 片。

烹制方法：1. 鲫鱼去鳞、鳃及内脏，洗净备用。

2. 猪苓、桂圆、生姜洗净，与鲫鱼一齐放入砂煲内，加清水适量，武火煮沸。

3. 改用文火煲 2 小时，调味食用。

功　　效：健脾去湿、消肿利水。用于肝硬化腹水，营养不良性水肿属脾虚水湿内停者。症见形体消瘦，体倦食少，小便不利，轻度腹水，或下肢水肿，或皮肤黄疸。

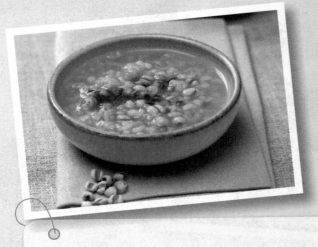

茯苓薏米粥

★利便止泻

主　　料：茯苓、薏米各 25g。

辅　　料：陈皮 5g，粳米适量。

烹制方法：煮粥食。

功　　效：治小儿脾虚泄泻，小便不利。

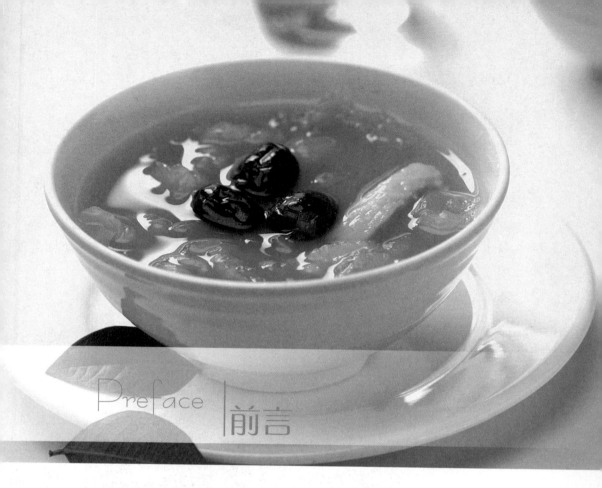

　　菇类就像人类饮食长河中的一道绚丽的风景，其以独特的口味、营养和药用价值备受人们的青睐。联合国粮农组织和世界卫生组织提出一个新的口号：21世纪最合理的膳食结构是"一荤一素一菇"。食用菇在全世界都受到欢迎，美国人认为蘑菇是"上帝的食品"，中国人称之为"菜中之王""素食之冠"和"药中珍品"。安全营养的食用菇不仅可以满足人们的口味需要，亦可以带来意想不到的养生保健功效。古人说过："善服药者，不如善保养"，菇类可为药食同补的最佳选择，正所谓"菇类常相伴，赛过活神仙"。

　　菇类有较高的营养和药用价值，像人们餐桌上常常见到的香菇、鸡腿菇、平菇等营养价值都非常高，而另外一些药用的菇类在中国食用的历史长达上千年，历代本草著作都认为它们有益气强身、延年益寿之功。现代医学研究证实，菇类有降血压、防胃病、抑制肿瘤扩散、提高免疫力和抗衰老等作用。此外，食用菇有"植物肉"之称，不仅含有人体所需多种氨基酸和微量元素，而且蛋白质含量高、脂肪含量低，兼有荤素食品两者之长，对糖尿病、高脂血症等疾病都有很好的益处。

本书涵盖了百姓餐桌上常见的菇类食物和药食通用的菇类，比如猴头菇、鸡腿菇、木耳、银耳、猪苓、茯苓、冬虫夏草等。除了介绍这些菇的食用方法外，还介绍了相关的背景知识、营养价值、中医养生知识、购买鉴别方法、储存方法。希望您在吃养生菇的同时，也吃得明白、吃得健康！

此书谨献给热爱生活、喜欢养生的人们，正所谓"山中灵草延年药，人间美味益寿珍"，希望您也和我一样，爱上养生菇！

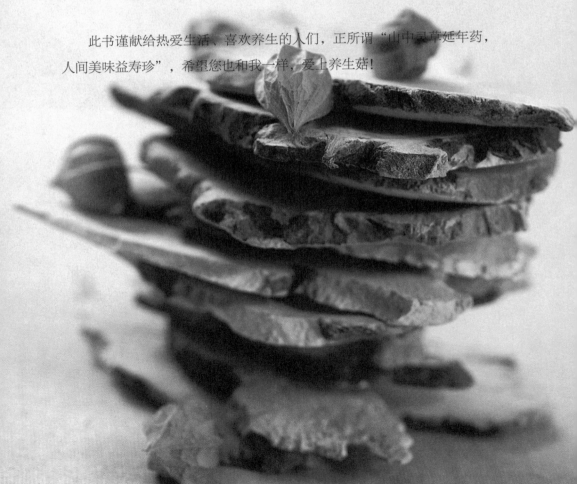

Contents 目录

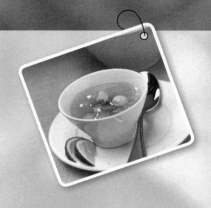

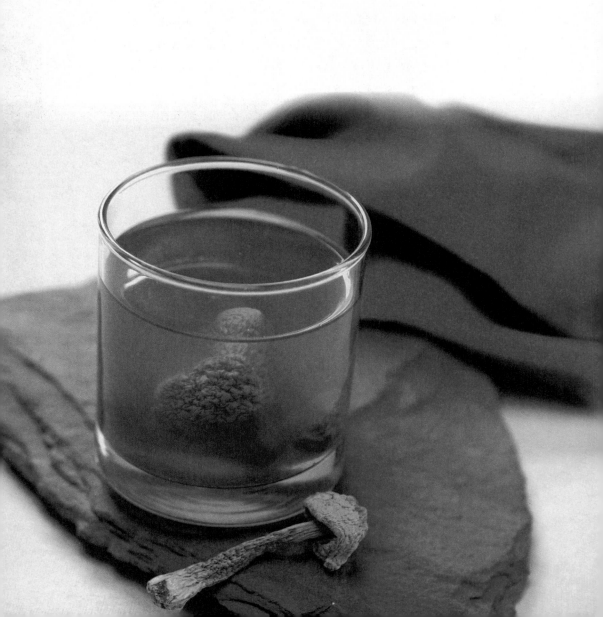

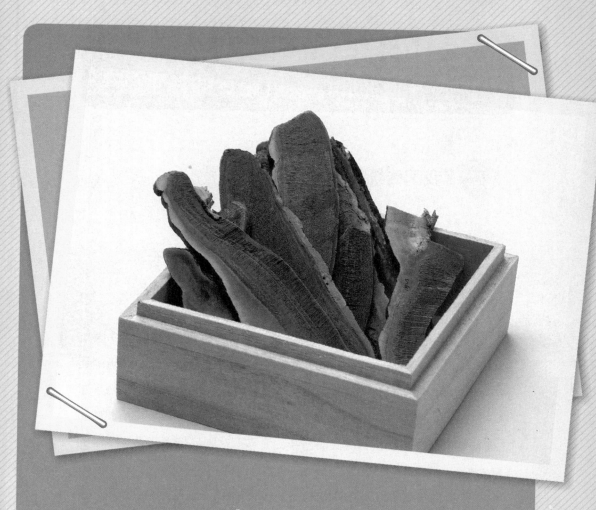

Chapter One

第一章　强身健体的"延寿仙草"

★ 灵芝
★ 冬虫夏草

~灵 芝~
护心养脑神仙草，抗癌安神养生菇

 我国传统文化中的祥瑞之物

灵芝赞

千年传说灵芝草，

进入寻常百姓家；

扶助正气养心神，

身正何惧病缠身。

作为本草中的菇类之首，千百年来被人们所熟知的"不老仙草"灵芝始终都披着神秘的面纱。在民间传说中灵芝被赋予"起死回生""返老还童"的神奇功效，如大家熟知的白娘子盗仙草救许仙、秦始皇派三千童子寻找仙草，都是指的灵芝。大家所熟知的《红楼梦》第一回中所载"绛珠仙草"也即灵芝，是林黛玉的前身，而赤瑕宫神瑛侍者正是贾宝玉的前身。

灵芝多生长在高山峻岭或丛林深处，受天地精华、雨露滋养，采摘不易，使人可望而不可及，于是灵芝便被人们认为是"神赐之品"了。另外从外形来看，灵芝优雅的伞盖和长柄就像升腾的祥云一样，带给人们美的享受，所以我们常见的如意和祥云都融合了灵芝的吉祥寓意，灵芝也同麒麟、凤凰等一同作为传统吉祥物，也被称为"瑞芝"或"瑞草"，象征吉祥美好。南北朝有一个叫苏侃的人，写了一本书《瑞命记》，书中记载：汉武帝时，皇宫因年久失修，屋檐上长出了灵芝样的菇类，大臣们就对汉武帝说："王者仁慈，则芝草生"（这是因为皇上功德无量，所以上苍赐福，才会长出灵芝）。直到现在，很多建筑、绘画、历史和文学作品中都蕴含着灵芝的吉祥含义，作为一种文化渗透到人们的生活中了。当然，灵芝本身也具有很好的药效。

 人体整体平衡的调节剂

现代研究认为，灵芝所含有效成分非常丰富，包括200余种灵芝多糖、灵芝酸、灵芝腺苷、氨基酸、无机盐等物质，具有很好的抗肿瘤、免疫调节、抗辐射、镇静、镇痛、强心、降压、降脂、镇咳平喘的作用。从而对免疫系统、神经系统、内分泌系统、心血管系统、呼吸系统等都具有调节作用，可以调节机体稳态，发挥"滋补强身、扶正固本"的功效，被誉为人体整体平衡的调节剂。

我国的第一部药学专著《神农本草经》中，记载中药365种，分为上品、中品和下品。上品主养命以应天，无毒，多服久服不伤人，有120种。灵芝位于上品之中，其载灵芝"保神、益精气、坚筋骨、好颜色""久服轻身不老、延年神仙"，而且无毒副作用，可以长期服用。其中的"轻身不老、延年神仙"，虽为迎合人们长生不老的心理，但也说明灵芝具有很好的调节保健作用。在《神农本草经》中，灵芝按照颜色分为6类：赤芝、黑芝、青芝、白芝、黄芝、紫芝，按照颜色归经不同，各自功效略有差异。我们常用的灵芝是赤芝与紫芝。

《神农本草经》对不同灵芝的功效记载

灵芝种类	《神农本草经》原文
赤芝	主胸中结，益气心痛，补中增慧，智不忘
黑芝	主癃，利水道，益肾气，通九窍，聪察
青芝	主明目，补肝气，安精魂，仁恕
白芝	主咳逆上气，益肺气，通利口鼻，强志意，勇悍，安魂
黄芝	主心腹五邪，益脾气，安神，忠信和乐
紫芝	主耳聋，利关节，保神，益精气，坚筋骨，好颜色
灵芝共性	久服轻身不老，延年神仙

 扶正固体抗肿瘤

随着科技的发展，灵芝已经揭开了神秘的面纱。它已不再是传说中的"仙草"，而是一种真菌，属多孔菌科植物，并已被广泛人工培植，由名贵的"太上之药"逐渐走入寻常百姓家。目前我们食用的大多是人工栽培的灵芝，而其主要功效体现在抗肿瘤与护心脑两大方面。

⭐ 扶正气、抗肿瘤

随着人们生活环境和生活方式的改变，肿瘤和心脑系统疾病的发病率越来越高，大家会发现市面上有很多灵芝产品用于癌症辅助治疗。现代研究也发现，灵芝之所以在抗肿瘤方面有着良好的作用，是因为灵芝多糖是其抗肿瘤的主要成分，它抗肿瘤的功效是通过增强机体免疫功能实现的，这从中医上讲就是灵芝"扶正气"的功效。

"扶正气"又怎么能抗癌呢？金代有一位名医叫张元素，他提出了一个理论就是"养正积自除"，就是说正气强了，可以控制肿瘤发展，甚至可以使肿瘤慢慢变小乃至消失。我们现在很多医家提出的"带瘤生存"的理念也是基于这种辩证思想，得了肿瘤不要恐惧，该动刀的必须动刀，但是不要乱动刀，不少情况是需要带瘤生存的。所以，"扶正固本"是防治肿瘤的一大原则。灵芝就是"扶正固本治法"的一个典型代表药食。

　　另外，灵芝对肿瘤的作用还体现在对放化疗的病人，灵芝可以起到"减毒增效"的作用，就是减低放化疗药物的毒副作用，增强疗效。笔者有一位老病人，原来找我看肾病，后来肾病好了，查出来得了肺癌，术后化疗的时候出现了副作用，出于对我的信任，他找到我说想吃点中药辅助治疗。当时这位病人化疗后白细胞也低了，食欲缺乏、全身疲乏、四肢无力、心慌气短、失眠，甚至脱发。当时我就是用灵芝配了一些和胃健脾养心的药，病人的整体状况很快好转，吃饭也香了，睡觉也好了，体力也增强了，白细胞也逐渐升高了。

　　灵芝的抗肿瘤作用，不同于化疗药的作用，化疗药既消灭癌细胞，也杀死了正常细胞，毒副作用也很多。而灵芝的抗肿瘤作用，是通过扶助正气，提高机体免疫和自我修复能力而发挥作用的。配合化疗药物，可以起到减毒增效的作用，能够减轻化疗药物的副作用，增强化疗药物的抗癌作用，改善吃不下、睡不着和周身不适等症状，提高病人的生活质量。在后面我会重点推荐预防肿瘤食疗方——灵芝牛蒡汤。

⬟ 益气安神护心脑

　　《神农本草经》中讲赤芝"主胸中结，益气心痛，补中增慧，智不忘，久食轻身不老，延年成仙"，专门强调灵芝"益心气"的作用。中医有五色入五脏的说法，赤色入心——赤芝色红入心；从外形看，灵芝的子实体有点像心脏，底下的柄像血管。中医里还有一个词就是取类比象，即以形补形，所以我们认为灵芝有护心脑的功效。其实，灵芝对心脑系统的保护作用分为两个方面。

一是灵芝可以"主胸中结、益气心痛"，即有强心、扩张冠状动脉和改善心肌微循环的功效，能够治疗冠心病、心律失常等病症，对心血管疾病有改善作用。二是灵芝还具有增强脑功能、镇静、提高学习和记忆能力等作用，可治疗神经衰弱、失眠和健忘等病。其中对脑的作用比较突出，也是灵芝保护心脑的关键所在。俗话说："要想护心脑，首先睡好觉。"国内外一系列研究发现，长期失眠可以造成高血压、冠心病、脑缺血和脑出血等心脑血管疾病。许多高血压病人都有这样的感受，睡眠好的情况下血压稳定，失眠时则血压升高。所以，睡眠是走出亚健康、保护心脑的养生第一良方。另外，有报道说人的睡眠时间与寿命长短有明显的关系。每晚平均睡7～8小时的人寿命最长，而平均睡眠不到4小时的人，有80%是短寿者。

灵芝有很好的调养心神作用，对于经常失眠的病人，可以给大家推荐一个经验方：灵芝夜交藤茶。

四 ▶ 灵芝养生菜

灵芝牛蒡汤

有补有消，抑制肿瘤

主　　料：灵芝30g，牛蒡30g。

辅　　料：莱菔叶5g。

烹制方法：同煮即可，依个人口味放入调味品。

功　　效：牛蒡在日本被称为"东洋人参"，且很早就被视为日常蔬菜，现代研究证明牛蒡含牛蒡酚等物质，与灵芝同食有抑制肿瘤和抗菌作用；莱菔叶，就是萝卜叶，可以消食理气、和中。这个食疗方子有补有消，非常实用。

灵芝益气汤

平补五脏

主　　料：灵芝15g，黄芪15g。

烹制方法：将材料洗净后放入砂锅，加清水适量，浸泡30分钟，大火煎开后，改小火煎20分钟，取汁，代茶饮。

功　　效：黄芪擅补气，灵芝入五脏，此药膳平补五脏，借黄芪补气之力，以补五脏之气。这道养生汤尤其适合久坐不动、常感乏力的办公室白领及老人饮用。

灵芝养阴汤

补五脏之阴

主　　料：灵芝15g，女贞子15g。

烹制方法：将材料洗净后放入砂锅，加清水适量，浸泡30分钟，大火煎开后，改小火煎20分钟，取汁，代茶饮。

功　　效：女贞子色黑入肾，其形如肾，益肾阴而固五脏之阴，借灵芝平补五脏，以补五脏之阴。这道养生汤适合更年期女性经常饮用。

灵芝夜交藤茶

引阳入阴，安神助眠

主　　料：灵芝15g，夜交藤15g。

烹制方法：将材料洗净后放入砂锅，加清水适量，浸泡30分钟，大火煎开后，改小火煎20分钟，取汁，代茶饮。

功　　效：灵芝能平补五脏、益心气、安心神，借夜交藤调和阴阳之功效，从而起到引阳入阴，安神助眠的功效。

（提示：此方是对症用药的配方，建议严重失眠的病人到医院就诊，综合辨证诊治。）

　一般均适用。

　最好不要与其他药物同食，或隔开半小时食用。

　灵芝对其他各种慢性病，均有相当的功效，最好与维生素C一起长期服用。
老人、小孩宜服用灵芝。

身体壮实者慎服。

极少数人对灵芝有过敏现象，如出现荨麻疹、心慌气短、胸闷、腹痛、胃痛、呕吐、喉头水肿等症状，此时不宜食用。

病人手术前、后1周内，或正在大出血的病人不宜服用。

孕妇头3个月不宜服用，4个月后服用无妨。

　　我们在很多旅游景点，甚至花卉市场都可以看到有人在卖灵芝，那些灵芝都很大、很规整，像一朵朵云彩一样漂亮，大家都好奇那些是不是野生灵芝？野生灵芝和人工灵芝到底怎么鉴别呢？

　　大家都知道，天然的东西一般都是没有雕饰过的，所以大多好看的灵芝以人工种植的居多。与人工种植栽培灵芝相比，野生灵芝因为长年在户外经受风吹雨打，所以品相较差，色泽较暗淡，有斑驳的岁月痕迹，大小不同，形状各异，质地较硬（因时间长发生木质化），柄短，同时野生灵芝的生长过程中完全没有使用农药，因而表面常会留有不规则的虫眼。人工种植的灵芝大多形状规整，没有虫眼，色泽鲜亮如漆一般。现在人工种植的灵芝很多，使得灵芝的价格很便宜，但野生灵芝与人工种植灵芝的功效并没有截然的区别，可以说灵芝没有真假之分。

　　不过在这里需要提醒大家，野生灵芝的品质差距较大，而且不是每种野生灵芝都能服用的，所以大家最好在正规药店购买灵芝。

　　灵芝买回来以后如何保存？新鲜灵芝最好晾干或低温烘干（温度不超过55℃）收藏，并要通风，防止霉变和虫蛀。灵芝干后也可以磨成粉，以便于服用。

癌症是怎样形成的?

　　首先我们来看癌症是怎么产生的:一是中医讲的外部环境,如与环境污染、辐射、自然环境恶化有关,就好比好的种子长在劣质的土壤里,肯定结不出好果实;二是与人体自身正气不足有关,《黄帝内经》说:"正气存内,邪不可干;邪之所凑,其气必虚。"现在越来越多的认为癌是一种生活方式疾病,由不健康的生活方式导致的,如抽烟喝酒、熬夜加班、忙于应酬、精神压力大等,使得人体正气日益耗损,不能监控组织细胞的癌变,就逐渐得了癌症。中医过去没有肿瘤这个词,中医术语里的"积""聚""岩"就相当于现代医学所说的肿瘤。清代医学家余听鸿所著《外证医案汇编》中说:"正气虚则成岩";《医宗必读》中说:"积之成者,正气不足,而后邪气踞之",明确提出正虚与肿瘤的关系,肿瘤多在正气虚的时候悄无声息地生长了。

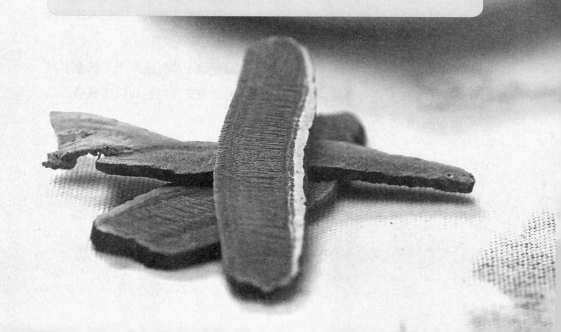

~冬虫夏草~
冬虫夏草名符实，补肾固本贵坚持

 跨越阴阳两界的神奇之物

冬虫夏草

冬虫夏草名符实，

变化生成一气通。

一物竟能兼动植，

世间物理信无穷。

——蒲松龄

冬虫夏草——顾名思义，冬天是虫、夏天是草，那它到底是虫还是草呢？这还得从冬虫夏草的形成过程说起。

每年盛夏的时候，高海拔上的雪山草甸冰雪消融，蝙蝠蛾的幼虫钻进土里去吸收植物根茎的营养成分，这时如果恰好受到"冬虫夏草菌"的感染，幼虫就逐渐蠕动到距地表2~3cm的地方，头朝上尾巴向下而僵死，就形成了"冬虫"。幼虫虽死，但是体内的真菌在逐渐生长，直至充满整个虫体。第二年春末夏初，虫子的头部长出一棵紫红色的"小草"，草的顶端有菠萝状的囊壳，这就是"夏草"。所以冬虫夏草既不是虫，也不是草，它是一种真菌。这个过程好像两个青年谈恋爱一样，夏天开始追求，秋天热恋，冬天蜜月，来年春天孕育种子，等到夏天终于修成正果了。

冬虫夏草的形成，是一个多么神奇的过程！也完全可以说明它为何如此名贵。在空间上，虫草生长于至高之地，秉受天地灵气，融阴阳精华于一体；在时间上，冬季为阴，夏季为阳，虫草的形成经过了一年四季的转变，完成了百姓俗话说的"阴阳两界的跨越",从而兼备四季阴阳属性;在形态上,它由虫到草,由动到静。中医把一切事物都划分出阴阳,虫为阳,草为阴;动为阳,静为阴;地上为阳,地下为阴。所以它的形成是阴阳两界的跨越,生生死死,生生不息,最后集动物植物于一体,动静结合,阴阳一体,一物兼备。

正是因为虫草阴阳属性兼备,所以清朝医药学家赵学敏在《本草纲目拾遗》中记载"虫草能阴阳并补,功与人参、鹿茸同,但药性温和,老少病虚者皆宜使用"。一般的药物都会有偏性,而虫草因为它特殊的形成过程,所以可以阴阳同补。《黄帝内经》讲:"阴平阳秘,精神乃治,阴阳离决,精气乃绝。"所以只有阴阳平衡,才能百病不生,若阴阳任何一方偏盛或偏衰,那么人就会得病了。比方说,若阴虚燥热日久,就容易导致消渴病,即糖尿病;阴虚阳亢则容易得高血压;阳虚就会出现脏腑功能低下,如水肿、咳喘等。正因为冬虫夏草具备这种阴阳平补的属性,所以无论是阴虚,还是阳虚的病症,冬虫夏草都适用。

《中华人民共和国药典》里记载的冬虫夏草的功效:"补肺益肾,止血化痰。用于肾虚精亏,阳痿遗精,腰膝酸痛,久咳虚喘,劳嗽咯血。"虫草主入肺、肾两经,可以"治诸虚百损",益肾精,止咳化痰。广泛用于肺肾两虚的久咳气喘,自汗盗汗,阳痿遗精,腰膝酸痛,病后久虚不复等疾病。

冬虫夏草的保健疗效

正是因为虫草的形成过程神奇,生长时间和生长环境神奇,才赋予了它神奇的药用功效,那它对我们人体到底有什么好处呢?

⭐ 防止早衰,专补命门

清朝龙柏《药性考》记载:"(虫草)味甘性温,秘精益气,专补命门。"秘精益气，就是指保护肾的精气，中医所讲的"命门"，就是生命之门，先天之气蕴藏的地方，指的就是肾。

事实上，人到中年以后，人体肾精自然衰少，这是生、长、壮、老、已的自然规律，但是肾精气衰减的迟早、快慢，取决于身体的强弱和日常护养的适合与否。现在我们很多人都出现肾精早亏，尤其是脑力劳动者，什么伤脑筋，什么呕心沥血，什么聪明的脑袋不长毛等。肾主骨，藏精生髓，通于脑，思虑过度，耗散精血，就会引起早衰，可能大家都知道伍子胥过昭关，一夜就白了发须的典故。精血耗伤太过，重则阳亢风动，阴阳离决，出现猝死，也就是我们常说的"过劳死"。在知识分子中，存在着严重的"过劳死"现象，这"过劳"耗伤的就是肾精。可见这肾精不足不仅仅是与泌尿、生殖、性功能等有关，糖尿病等一切常见的重大慢性病全都与肾精气的亏损有密切的关系。

肾精不足早期会有什么表现呢？前面我们说了肾与人体的很多生理、病理表现都有关系，所以肾精不足可以出现很多表现，如早衰，性功能下降，腰膝酸软，头晕耳鸣，健忘痴呆，咳嗽气喘，水肿，腰酸乏力，夜尿频多，便秘或腹泻，骨质疏松，毛发变白等。从肾其华在发、肾主骨、肾其色为黑、肾主水这几大功能特点，列出肾精不足的早期特征性表现：毛发早白、骨质疏松、面色发黯、夜尿频多等。这部分人群怎么服用虫草呢？

有早衰表现的人群可以单服用虫草，打粉，或者泡水，泡水后再把虫草吃掉，贵在坚持服用。

🏵 双向调节免疫力

冬虫夏草还有一个特殊作用，它不同于西药免疫抑制剂，对机体免疫系统有双向调节作用，既可改善细胞免疫功能，提高抵抗能力，又可以抑制体液免疫反应，具有抗炎作用。所以说冬虫夏草补肾是宝，调节免疫力也是宝。

1998年，我在攻读博士期间，有一个来自东北的病人，被诊断为肾功能不全有1年，好在其家庭条件比较好，在东北、上海、北京各大医院都看过，都说没什么特别好的办法，病人不甘心，想看看中医，就通过一个朋友找到了我。我记得很清楚，刚来看的时候病人压力很大，满脸阴云，问他症状呢，也没明显的不舒服，只是有点腰酸乏力，少量蛋白尿，无贫血，看化验单，血肌酐160μmol/L，病人很担心啊，问我说："王大夫，我这可怎么办啊，我会不会马上要透析了，多可怕啊！"我当时就对病人谈了两点：首先要放下思想包袱，不要"谈肾色变"，中医说"恐伤肾"，担心害怕反而不利于病情的康复；另外，虽然说现在肾功能不能逆转，但是我们可以让病情发展慢一点，甚至可以稳定下来。最后，我给他开了个方子，让他坚持长期服用，这个方子就是以冬虫夏草、三七、西洋参为主药的一个方子，打成粉、装胶囊。这个病人坚持得很好，连着用了有15年了，每年来找我复查一次，肌酐还是维持在160～180μmol/L之间。

在此，我给大家推荐一个肾炎防衰的经验方。

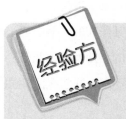

将冬虫夏草、西洋参、三七按1：2：3比例打粉装胶囊，一次吃3粒，一天3次。冬虫夏草补肾，西洋参补气，三七化瘀，此方具有抗肾纤维化、延缓肾衰发展的作用。

⭐ 善治咳嗽、哮喘

冬虫夏草还有一个功效就是可以治疗咳嗽、哮喘。很多朋友问道，这不是呼吸系统的事吗？虫草是补肾的，怎么治疗呼吸系统问题呢？

中医认为呼吸不单是肺的事情，也跟肾的纳气功能有关。中医有句话叫作"肺为气之主，肾为气之根"，所以说，肺主呼气，肾主纳气，如果肾的纳气功能不正常，就会出现肺吸入的清气上逆而不下行，出现呼吸表浅、动则气喘、呼多吸少、呼吸困难等。而冬虫夏草，主要通过补肾来助肾纳气，达到止咳平喘的功效。其实冬虫夏草最早作为药用，首先记载于公元8世纪的藏族医学专著《月王药诊》中。在藏语中，冬虫夏草叫作雅扎贡布，书中载冬虫夏草能"治肺部疾病"。到了唐代，藏汉交流日益广泛，先后有多位公主和亲，最著名的就是文成公主，由此冬虫夏草就逐渐流入了汉族地区，这段时期还有一件关于武则天与虫草的故事。据说，晚年的武则天体衰多病，咳嗽不止，身体非常虚弱，太医为治疗她的病，想尽了方法，就是不见效。跟随武则天多年的御厨康师傅是个有心人，他听说藏药"雅扎贡布"能治疗肺病，就私下用这种药炖鸭汤侍奉武则天，一个月以后，武则天的气色好转，咳嗽也好了，从此"虫草全鸭汤"就成了御膳房的一道名菜，流传至今。

　　此方适合于慢性的久咳、久喘等证，即西医的哮喘、慢性支气管炎等病使用。下面是一首我治疗慢性支气管炎和哮喘在缓解期常用的方子，疗效很好。

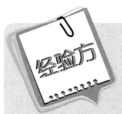

　　　　冬虫夏草、紫河车打粉，按1：3比例配制，装胶囊，每个胶囊0.5克，每次2粒，每日2次。

 ▶ 冬虫夏草的食用方法

　　冬虫夏草是名贵药材，我们提倡要充分利用其药效，为了做到经济利用，我们可以用虫草做膏方、打粉服用，或者是利用虫草泡水，需要说明的是，虫草上面长棒（子座）的营养和药效很好，不次于虫体，不能浪费。下面介绍几种常用服用方法。

1. 泡茶：每日5~10g，泡茶饮用，泡完嚼服。

2. 打粉：冬虫夏草打粉，有利于药材的充分利用，而且有利于吸收，打粉后装胶囊，服用携带方便。目前市面上还出现了极品冬虫夏草，就是用超微粉碎技术将虫草虫体与子座分开粉碎，粉碎成细胞级超微破膜粉，超微破壁粉，这样得到的虫草粉末更适合有利于人体吸收，并可以与酒水饮料随意勾兑，有效溶出。建议每日服用3~6g。

3. 膏方：膏方是一种具有高级营养滋补和预防治疗综合作用的中药制剂，主要由一些滋补中药组成，经过配方、浸药、提取、浓缩、收膏、分装、凉膏等步骤将药物有效成分析出，从而有利于人体吸收。冬虫夏草也是膏方常用的滋补名贵中药之一，常与人参、黄芪、熟地、麦冬、阿胶、鹿角胶等配合使用，同时配伍陈皮、砂仁、焦山楂、炒麦芽、白术等健脾药，加强吸收，从而达到补而不滞的功效。膏方根据个人体质加减调配，起到增强滋补的功效。非常适合老年人、女性及亚健康人群长期调养服用。

四 ▶ 简便、有效的冬虫夏草酒

冬虫夏草酒

温肾壮阳，益精养血

主　　料：冬虫夏草10g，白酒1000ml。

功　　效：温肾壮阳，益精养血，适用于病后体虚，腰酸乏力，久咳盗汗及失眠病人。

冬虫夏草鹿茸酒

补肾补血，治疗早泄

主　　料：冬虫夏草90g，鹿茸20g，白酒1000ml。

功　　效：适用于肾阳虚衰，精血亏损所致腰膝酸软，畏寒肢冷，男子阳
　　　　　痿早泄。

 虫草药味平和，可以搭配多种食物，也可以和花胶、松
茸等补益食品一起服用。

 不宜与萝卜同食。虫草属于补益之品，萝卜消食破气，
会降低虫草的补益作用。另外，少部分人食用虫草容易
上火，为了避免这种情况，加工虫草时应避免过度使用
辛辣配料。

 处于疾病的急性期，如感冒、咳喘痰多、发热，病情属于
表证、实证、热证时不宜服用。哮喘、慢性支气管炎病
人缓解期服用，发作期不适合服用。阴虚火旺者忌用，
阳热体质者不适合服用。年轻体壮者，一般不主张使用冬
虫夏草保健。

五 ▶ 如何避免买到伪劣冬虫夏草

虫草主要生长在海拔3000m的青藏高原森林草甸或草坪上，海拔越高，虫草质量越好，如青海玉树、西藏那曲的虫草品质为最好，产区内海拔高、气温低，资源稀缺，产量极低。正是由于环境奇特、要求特殊，所以虫草不同于人参、灵芝，人工培育的难度极高，不亚于克隆技术难度，目前人工批量生产的是冬虫夏草的菌丝，如金水宝、至灵胶囊、百令胶囊等，已经广泛应用于临床。

⭐ 挑选虫草

可用看、闻、触、泡四种方法去鉴别虫草。

看：① 首先应当看其外形。虫体和草头应该完整，并且是自然结合的，虫体饱满，长3～5cm，形似蚕宝宝的形体，有20～30个环纹，8对足（腹部4对比较明显）。草头细长圆柱形，长4～7cm。选择时以虫体完整、丰满肥大，草头短者为佳。② 观其颜色。冬虫夏草的外表呈土黄色或黄棕色，"虫"的部分表面呈深黄或黄棕色；"草"的部分则呈现枯树枝的颜色。此外，不妨将冬虫夏草折断观察，其断面为乳白色，大部分在其断面上伴有黑色半圆形或者V字形。

闻：闻其味道。冬虫夏草闻起来有草菇香气，并略有腥味。假冒冬虫夏草闻起来不像真正的冬虫夏草那样略有腥味。

触：另外在挑选冬虫夏草时，要注意手感。一般虫草的质量较轻，如果虫草手感较重，则会有造假的可能，如穿插金属丝或者刷上金属粉。

泡：假虫草用开水浸泡10分钟后，会慢慢显出原形，草头开始脱落，与虫体分开；而真虫草用开水浸泡，虫体变膨大而柔软，草头加重成为黑色。

⭐ **储存虫草**

密封保存：虫草是虫体被菌丝感染后挖出来的，很容易氧化，所以一定要密封保存，最好是除氧无氧保存。

防潮、防蛀和防虫：如果虫草量很少，而且储藏时间也很短的话，只需要放在阴凉干燥的地方。或将其与花椒或丹皮放在密闭的玻璃罐中，置冰箱中冷藏，随用随取。如果量大或者需要放置较长时间，最好在放虫草的地方放一些硅胶之类的干燥剂，因为刚买来的虫草都有些潮而且久置容易发霉、生虫。虫草保存不宜过久，过久则药效降低。

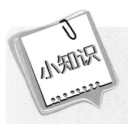

中医的"肾"

在中医里，我们把肾称为"先天之本"，因为人生下以后，父母所赋予我们的先天的精气都藏纳在肾中，这精气是孕育生命、繁衍后代的源泉，被称为生命的火种。肾的精气，能够激发和推动五脏六腑等一切器官组织的生理活动，是生命动力的源泉，又被称为生命的发动机。肾中精气充盈与否，直接影响体质强弱、寿命长短和生、长、壮、老、已的过程，与体力、智力和寿命都有密切关系。因此，又被称为人体的"健康银行"。如果把人体比作一座房子，肾的精气就是生命这座房子的地基。地基如果出现问题，稍有风吹草动，就容易倒塌了。《黄帝内经》说："人始生，先成精"，指的就是肾精；"人老肾先老"，就是说人老了，肾的精气先衰减了。所以中医认为，人的生、长、壮、老、已与肾中精气的盛衰密切相关。冬虫夏草之所以被称为"补肾圣品",就在于它"秘精益气",也就是补肾精气的功效。

中医所讲的"肾"远远不同于西医的肾,中医的"肾"是一个大家族:肾藏精,主生殖,主骨生髓通于脑,主水,主纳气,司二便,开窍于耳,其华在发,包括了现代医学的泌尿、生殖、生长发育、神经、内分泌、血液等综合功能。而西医的肾只是泌尿系统的一个器官,主管人体的水液代谢。

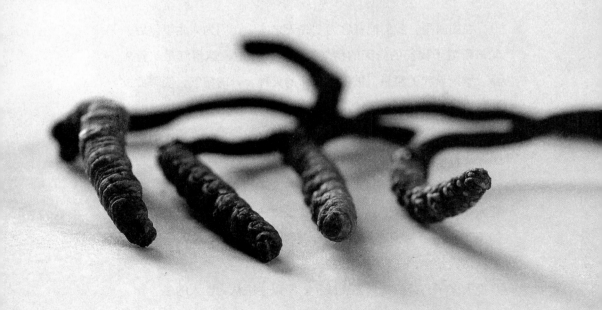

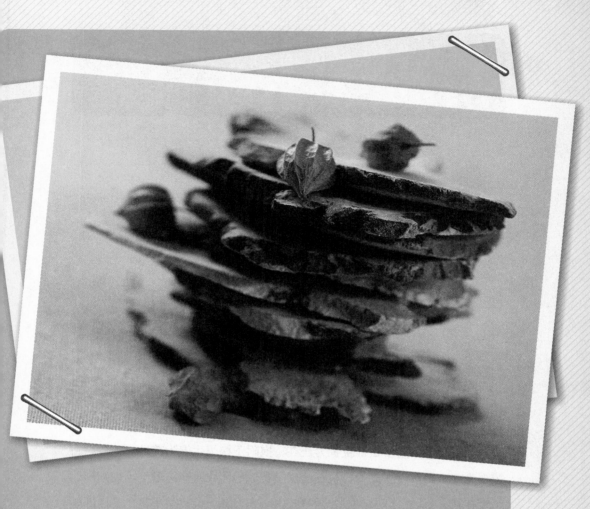

第二章　补益脾胃的"山中灵根"

Chapter
Two

★ 茯苓
★ 猪苓

~茯 苓~
汤泛冰瓷一坐春，长松林下得灵根

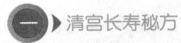

清宫长寿秘方

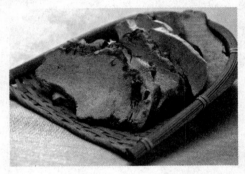

　　茯苓为多孔菌科真菌茯苓的干燥菌核，又名伏灵、松苓、伏菟等，常常寄生在植物赤松或马尾松根部，唐代诗人李商隐就写过"碧松之下茯苓多"的诗句。依附于松根生者为茯苓，抱附于松根生者为茯神。茯苓自古被视为"中药八珍"之一。茯苓菌核呈类球形卵状或椭圆形至不规则形，长度在10～30cm之间，重量一般在500～5000g，外皮呈黑褐色，内部呈白色或淡粉红色，粉粒状。主要产于河北、河南、云南、安徽、湖北、四川等地，云南所产的茯苓最好，称为云苓。茯苓被誉为除湿之圣药，仙药之上品。被古人称之为"四时神药"，它的功效非常广泛，不分四季，可与各种药物配伍，治疗寒、温、风、湿等疾病，都能发挥其独特功效。

　　清代，茯苓被作为养生益寿的要药。据说慈禧太后经常使用茯苓保养身体，常命御膳房做茯苓饼，并以此赏赐大臣。有关资料显示，慈禧太后的13个长寿、补益药方中，常用的补益药共64种，而使用率最高的一味药便是茯苓，占78%。茯苓饼在清朝末期即成为宫廷名点，后来，这种名点流传到了北京民间。北京的茯苓饼皮薄如纸，颜色洁白，饼皮极脆，入口即化，是深受欢迎的北京特产。

中医认为茯苓性味甘淡、平。入心、脾、肺经。茯苓中的茯苓皮、赤茯苓、白茯苓、茯神的功效各有不同。茯苓皮走表，擅长利肌表之水肿；白茯苓偏入气分，赤茯苓偏入血分；白茯苓偏于补，赤茯苓偏于利；补脾益心，白茯苓优于赤茯苓；分利水湿，行血消瘀，赤茯苓优于白茯苓、茯神亦用于安神。《本草经疏》载：（茯苓）入手足少阴，手太阳，足太阴、阳明经。具有渗湿利水，益脾和胃，宁心安神的功效。主治小便不利、水肿胀满、痰饮咳逆、呕哕、泄泻、遗精、淋浊、惊悸、健忘。《神农本草经》载：（茯苓）味甘、平。主胸胁逆气。忧恚、惊邪恐悸、心下结痛、寒热、烦满、咳逆、止口焦舌干、利小便。久服安魂魄养神。

二　茯苓的保健疗效

✿ 用于小便不利，水肿等症

茯苓有利水渗湿之功效，且药性平和，利水而不伤正，凡小便不利、水湿内停的症候，不论偏于寒湿或湿热，或属于脾虚湿胜，均可配合茯苓应用。一些年过30的女性，常常有一些轻微的水肿，经常食用茯苓就有减轻水肿的疗效。

✿ 用于脾虚泄泻

茯苓既能健脾，又能渗湿，对于脾虚运化失常所致泄泻，茯苓有标本兼顾之效，常与党参、白术、山药等配伍。

史载清朝康熙皇帝幼年时患了天花，大病初愈时身体非常虚弱，主要表现为脾胃不和，积食拉稀。由于小皇帝在患病期间吃了很多药，哭闹着不肯再服药，太医们束手无策。这时苏麻喇姑向太后推荐说江南有一儿科名医，太后觉得民间定有高手，便叫苏麻喇姑传其来京。不久，这位名医奉诏进宫，对小皇帝仔细地望、闻、问、切后，便胸有成竹地开了个药方。让人们惊奇的是，处方上只写了一味药——茯苓，并注明必须为云南野生者。他告诉太医们可制成“茯苓小饼”，结果小皇帝非常爱吃这种清香可口的点心，不久便面色红润，身体逐渐康健。

用于心悸、失眠

茯神能养心安神，故可用于心神不安、心悸、失眠等症，常与首乌藤、远志、酸枣仁等配伍。可配首乌藤、酸枣仁、灵芝煎水代茶饮以治疗失眠。

美白

茯苓能使皮肤白皙细腻。宋朝文学家苏东坡就说过常吃茯苓可以面若处子。清朝的慈禧太后非常喜欢吃茯苓饼这种小点心，就是想借助茯苓润泽肌肤、延缓衰老的功能，让自己永远年轻。

三 茯苓养生菜

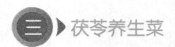

茯苓开胃汤

开胃，助消化

主　　料：茯苓15g，怀山药12g。

辅　　料：谷麦芽各30g，鲜、干鸭胗各1个。

烹制方法：煮汤饮服。

功　　效：治小儿消化不良，不思饮食。

茯苓陈皮姜汁茶

健脾和胃

主　　料：茯苓25g，陈皮5g。

辅　　料：生姜汁10滴。

烹制方法：水煎，饮服时加入生姜汁10滴。

功　　效：健脾和胃，可治妊娠呕吐。

茯苓栗子粥

补脾胃，治腹泻

主　　料：茯苓15g，栗子25g，粳米100g。

辅　　料：大枣10个。

烹制方法：1. 加水先煮栗子、大枣和粳米。

　　　　　2. 茯苓研末，待米半熟时加入，搅匀，煮至栗子熟透。

功　　效：用于脾胃虚弱，饮食减少，便溏腹泻。

茯苓麦冬粥

静心，治失眠

主　　料：茯苓、麦冬各15g，粟米100g。

烹制方法：将粟米加水煮粥，茯苓与麦冬水煎取浓汁，待米半熟时加入，一同煮熟食用。

功　　效：用于心胸烦热，惊悸失眠，口干舌燥。

四 ▶ 茯苓的鉴别及储存

伪品茯苓在外形上和正品十分相似，可以通过以下方法做出判断：将茯苓切成丁后，仔细观察，伪品茯苓表面色泽略有不均匀，偶见霉斑，气微，入口尝略有甜味。也可取少许茯苓粉末滴加稀碘液，伪品茯苓会呈现淡蓝色。正品茯苓一般较伪品茯苓断面更加细腻，嚼之味淡，滴加稀碘液颜色无明显变化。总之，购买茯苓时一般以体重坚实、外皮呈褐色而略带光泽、皱纹深、断面白色细腻、黏牙力强者为佳。

茯苓作为常用药材，不仅临床应用尤为广泛，生活中食用也较为普遍。由于伪品茯苓在潮湿环境下容易滋生霉菌，若误用了伪品茯苓不但不起到治疗作用，还会对人体产生毒副作用。

茯苓宜放置于阴凉处，不宜过于干燥或通风，以免失去黏性或发生裂隙，切记防潮、防蛀。

水　肿

　　水肿是由于水、钠在体内潴留，引起的面部、下肢乃至全身浮肿。常见于肾病、冠心病、肝硬化、营养不良、内分泌失调等，有些药物也可引起水肿，如胰岛素、甘草制剂、降压药（钙离子拮抗剂，如硝苯地平缓释片）等，还有一类水肿，多发于中年妇女，无明显的诱因，称为特发性水肿。中医认为，体内水液的运行，与肺气的通调、脾气的转运和肾气的蒸腾有关。如果肺、脾、肾功能失调，水液就会停留而引起水肿。

　　自我辨别水肿的方法：第一，在小腿下端内踝的上方，用手指稍压，如果可见凹陷，表示水肿；第二，观察体重的变化：如在几天内体重增加较快，即暗示水肿的存在，所以对于肾脏水肿病人、心衰的病人，记录24小时出入量、测体重非常重要。

　　出现水肿以后，首先应尽量少食盐，每日食盐小于3g，最好在1.5g左右，这样小量的食盐纵使全部潴留在体内，对于体重的影响亦不大。很多北方人无法适应小量的食盐，可以适当在烹饪的时候加一些醋、花椒粉等可以增加口感的调料，或者可以先炒菜，最后再放盐。其次，要观察出入量，要"量入为出"，达到出入平衡，不能因为小便量少，就大量喝水。再次，针对引起水肿的原因，要到相应的科室就诊，给予相应的药物治疗是最重要的。最后，病人还可辅助以饮食治疗，经常吃一些健脾补肾、利小便的食物如薏仁、冬瓜、赤小豆、茯苓、扁豆、鳝鱼、萝卜等，尤其对于中年妇女的特发性水肿比较有益。

~猪 苓~
真"菌"子中有猪苓，利水消肿功效精

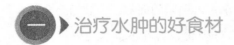
一 ▶ 治疗水肿的好食材

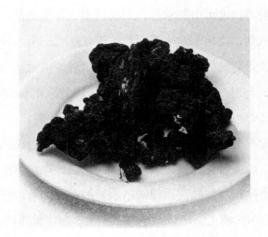

　　猪苓在我国应用历史悠久，因为表皮常常呈现黑褐色，而里面为黄褐色，形状如猪屎而得名。我国古人很早就认识并利用这种中药，比如在《庄子》这部道教巨著中，猪苓被称之为"豕零"；而在中医学现存最早最完整的本草药物学著作《神农本草经》中，猪苓也被列为中品药材。

　　作为一种菌类中药，猪苓一般寄生在乔木植物的根部，比如山林中的柞树、枫树、桦树、槭树、橡树等树木的根部，雨过之后，常在凸起处长出一茎多头蘑菇状的子实体。但是因为猪苓都藏在地下，寻找较困难，有人认为，凡生长猪苓的地方，其土壤肥沃，色发黑，雨水渗透快，小雨过后地面仍显干燥。猪苓分布于我国北方以及西南地区，以陕西、云南产量较大，而陕西的猪苓质量最佳。

　　别看猪苓像猪粪一样，相貌平平甚至有些难看，但却大有用处，从中医角度来说，猪苓性味甘淡，平。归经入脾、肾、膀胱经。《神农本草经》中认为猪苓是通调人体水液代谢的重要药物，称其"主痎疟，利水道"；《本草纲目》中也说猪苓可以调理人体的水液平衡，可以用于治疗小便不利、脚气病，以及妇女白带异常等疾病。

　　猪苓在《神农本草经》中列为中品，认为它的保健效果并不十分突出。一般来说猪苓是渗湿利水的佳品，古人也多用猪苓治小便不利、水肿胀满、淋浊带下、妊娠子肿胎肿，以及脾湿引起的泻痢等病症。而现代人则多用猪苓治疗心脏功能不全引起的水肿，以及各种原因发生的胸水、腹水，下肢水肿和泌尿系统疾患。

二　猪苓也是保健品

　　传统医学认为，猪苓并不是一味补药，很少有人单独用猪苓做保健品长期服用。甚至有医家说"猪苓久服必损肾气，昏人目"。这是由于猪苓具有利水的功效。如果阴虚的病人，本来体内的津液不足，再服用利水的猪苓，自然就会起到反作用了。

　　但正是因为药物具有偏性，才能起到治疗作用。"邪去正自安"，对于水湿壅盛的病人，及体内多湿的人群，可以通过猪苓的利尿作用、将体内多余的废水排出体外。因此，猪苓适合于水肿、小便量少者。有很多现代医学家研究发现在诊治恶性肿瘤晚期病人的过程中，可以将猪苓入煎剂，或做食疗，用量一般都在30g之多，服后反映良好，大部分的癌症晚期病人会有食欲增强、气力增加、精神转振等转愈征象。中医学上讲："有胃气则生，无胃气则死"，食欲增强，说明脾胃得健，胃气得生。猪苓正是通过排除体内多余的废水而使脾胃的功能增强，脾胃功能的增强则吸收消化食物的能力增加，就会让人体血气旺盛，进而耐老轻身。

　　但是，吃猪苓之前我们要先搞清楚它的服用方法，正确的猪苓服用方法对于症状的治疗是很关键的，尽管这种药材很普通，但是如果服用方法不对的话，很可能会导致一些副作用。一般内服的话，可以煎汤或者入丸、散，以10~15g为宜。但并不是所有人都适合服用猪苓，切记无水湿者忌服。

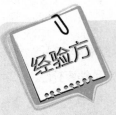

1. 猪苓、泽泻各10g，茯苓10g，白术10g，用水煎服。

适合食欲不佳、体虚偏胖的人经常食用。

2. 猪苓、茯苓各等份，研末，每次6g，温水冲服。

适合下肢每至傍晚虚胀浮肿者。中老年脾虚湿盛者可常服，可以防病延年，提高体质。健康人经常服用可以提高体质，防病延年，又可以抗癌，年老体虚偏肥胖者服之更适合。

3. 猪苓10g、茯苓10g、泽泻10g、阿胶10g、滑石（打碎）10g。水煎服。

适合经常口渴而水肿的人保健用。

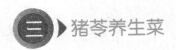

三 ▶ 猪苓养生菜

猪苓山药粳米汤

健脾去湿，补肾益气

主　　料：猪苓10g，山药10g。

辅　　料：茯苓10g，粳米50g。

调　　料：少量白糖。

烹制方法：把猪苓、山药、茯苓打碎用水煎，软烂后再加粳米，煮到米熟烂，再入糖调味。

功　　能：健脾去湿、补肾益气。中老年体虚肥胖者可常服，也可作肺癌、食道癌病人的药膳长期服食。

二苓薏仁大枣粥

健脾去湿，补肾益气

主　　料：猪苓30g，茯苓30g。

辅　　料：生薏仁20g，大枣10枚，山药25g，银耳25g。

调　　料：冰糖适量。

烹制方法：先把猪苓、茯苓、生薏仁打碎水煎，软烂后再加其余材料，温火煮至软烂，加入冰糖调匀。

功　　能：健脾去湿、补肾益气。对恶性肿瘤晚期病人来说，使用后可以明显提高晚期癌症病人的生存质量，并延长其存活时间。

人群
宜忌

忌

猪苓渗湿利水消肿的作用偏强，所以不是什么人都能服用，特别是没有明显的水肿，体内无湿证的人不适合用。

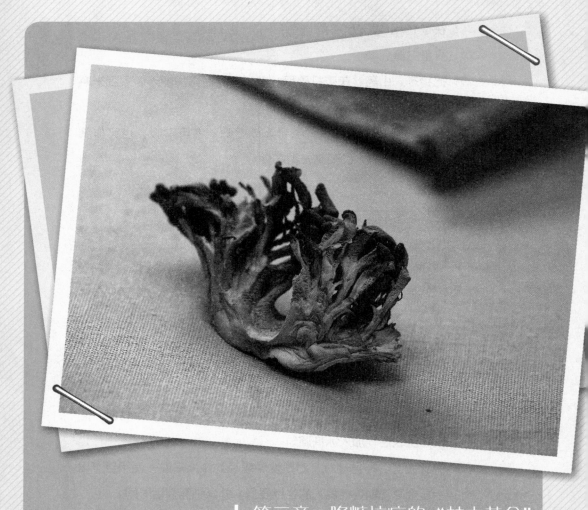

第三章　降糖抗癌的"林中黄金"

Chapter Three

★ 桦褐孔菌
★ 桑黄
★ 灰树花

~桦褐孔菌~
癌魔多肆虐，菌中有奇方

 上帝赐给苦难人类的神奇礼物

　　桦褐孔菌别名为白桦茸、桦孔茸，又被称为Chaga，这个名称来自俄语。桦褐孔菌生于白桦、银桦、榆树及赤杨等活立木的树皮下或砍伐后树木的枯干上。其菌核呈瘤状，菌核无柄，一般直径25～40cm，外表呈黑褐色或黑色，内部呈黄褐色或茶褐色，表面深裂，硬而脆。主产于北美、芬兰、波兰、俄罗斯、日本，以及中国黑龙江、吉林等地。主要分布于北半球北纬45°～50°的地区。

　　俄罗斯高加索山区地处高海拔高寒地带，每年的绝大部时间均被皑皑白雪覆盖着，当地人的主要食品是高脂肪的肉类。因寒冷时间长，故很少外出活动。这种生活习惯应该会使糖尿病发病率提高。但当时的苏联政府统计数据却显示高加索山区居民患糖尿病比例远低于苏联其他地区。这引起世界医学界的广泛兴趣。原来从16～17世纪以来，当地居民就广泛利用桦褐孔菌来防治各种疑难杂症，如各种癌症、心脏病、糖尿病和艾滋病等。取其子实体泡水当茶饮用，俄罗斯北部居民称其为"上帝赐给苦难人类的神奇礼物。"

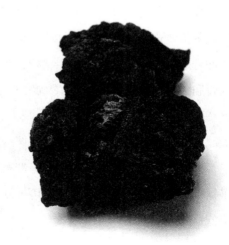

　　西伯利亚人传统利用桦褐孔菌来治疗结核病、胃病、肝病、

心脏病、蛔虫病；也将其作为一种外部的清洗剂，被妇女用来清洗外生殖器，或代替肥皂为新生婴儿清洗全身。他们将桦褐孔菌称为"真菌痂"，并将痂汁作为咖啡及茶叶的代用品。俄罗斯的临床医生得出结论，长期服用桦褐孔菌（至少要服用一年）对癌症病人是有用的。此外，桦褐孔菌还能预防中毒，治疗反胃，增加食欲和减少胃溃疡疼痛。

在俄罗斯，桦褐孔菌已被制成茶煎剂、糖浆、针剂、坐浴剂、气雾剂等而广泛应用。茶煎剂的制法是把一小块桦褐孔菌放在水中煮开几分钟（3cm×2cm的桦褐孔菌可煮2.5L的茶水，茶水在吃饭前半小时饮用，每天饮3杯，服用12~20周，间隔7~10天后再服用下一个周期）。目前，美国、日本及韩国等国也在加大对桦褐孔菌的研究力度。

样子难看，疗效卓著

桦褐孔菌味甘，性微寒归肾，肺经，具有养血益气、化浊抗癌的功效。适用于各种癌症、艾滋病、糖尿病等疾病的病人。

★ 天赐的抗肿瘤良药

桦褐孔菌对多种肿瘤细胞如乳腺癌、胃癌、肺癌、皮肤癌和直肠癌有明显的抑制作用，能防止癌细胞转移、复发，增强机体免疫能力。并且用于配合恶性肿瘤病人的放疗、化疗，增强病人的耐受性，减轻毒副作用。在胃肠内防止致癌物质等有害物质的吸收，并促进排泄。

★ 防治"三高"

桦褐孔菌的菌丝和菌核中的多糖有降低血糖的作用，尤其是桦褐孔菌多糖提取液，其降血糖作用时间可持续48小时。清除血管内胆固醇沉积，降低血脂。

★ 增强免疫、抗衰老

研究发现，桦褐孔菌的水提取液可使过氧化氢酶的活性增强，可清除体内的自由基（机体氧化反应中产生的有害化合物），保护细胞，减少传代细胞的分裂代数，延长细胞寿命，从而能有效地延缓衰老，长期服用可延年益寿。

★ 抗艾滋病病毒天然药物

桦褐孔菌的水溶性木质素类衍生物，对HIV（人类免疫缺陷病毒）、HIV-1蛋白酶有抑制作用，与治疗艾滋病的药物联合使用，能提高疗效，减轻药物的副作用。

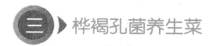

三 ▶ 桦褐孔菌养生菜

桦褐孔菌茶

适合艾滋病或癌症初期病人

主　　料：桦褐孔菌5g。

烹制方法：将桦褐孔菌洗净、切碎，开水冲泡，代茶饮。

功　　效：艾滋病或癌症初期，糖尿病无明显不适者适用。

桦褐孔菌芦荟煎

清热通便，除烦

主　　料：桦褐孔菌5g。

辅　　料：鲜芦荟适量。

调　　料：蜂蜜。

烹制方法：1. 将桦褐孔菌和鲜芦荟洗净、切碎。

　　　　　2. 加适量清水，放入上述材料同煎，晾凉后兑入蜂蜜适量，代茶饮。

功　　效：1. 吃饭不香、呃逆、大便干结等症状的艾滋病、癌症或糖尿病病人适用。

　　　　　2. 鲜芦荟味苦性寒，归肺、大肠经，具有清热通便、除烦的功效。

桦褐孔菌牛蒡枣仁煎

艾滋病、癌症或糖尿病病人适用

主　　料：桦褐孔菌10g。

辅　　料：炒酸枣仁、牛蒡子各5g。

调　　料：冰糖。

烹制方法：1. 将桦褐孔菌洗净、切碎，炒酸枣仁洗净、略捣，牛蒡子洗净。

　　　　　2. 加适量清水，放入材料同煎，再加入适量冰糖，代茶饮。

功　　效：夜半咽干、入睡困难、干咳少痰、胃脘灼痛等症状的艾滋病、癌症或糖尿病病人适用。

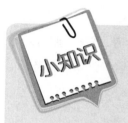

关于艾滋病

艾滋病的流行和传播

（1）流行概况：WHO报告显示，2010年全世界存活HIV携带者及艾滋病病人共3400万，新发感染者270万，全年死亡180万人。据估计，截至2011年年底，我国存活HIV携带者及艾滋病病人约78万人，全年新发感染者4.8万人，死亡2.8万人。疫情已覆盖全国所有省、自治区及直辖市，目前，我国面临艾滋病发病和死亡的高峰期，且已由吸毒、暗娼等高危人群开始向一般人群扩散。

（2）传染源：HIV携带者和艾滋病病人是本病的唯一传染源。

（3）传播途径：HIV主要存在于携带者和病人的血液、精液、阴道分泌物及乳汁中。拥抱、握手、同吃同饮、礼节性亲吻，共用厕所、浴室、共用办公室、公共交通工具和娱乐设施等日常生活接触不会感染HIV。常见的传播途径有以下几种：

性行为：与已感染HIV的伴侣发生无保护的性行为，包括同性、异性和双性性接触。

静脉注射、吸毒：共用HIV感染者使用过的、未经消毒的注射工具。

母婴传播：在怀孕、生产和母乳喂养过程中，感染HIV的母亲均可能传播给胎儿及婴儿。

血液及血制品包括：包括介入性医疗操作、皮肤移植和器官移植。

（4）易感人群：人群普遍易感。男性同性恋者、静脉药物依赖者如静脉吸毒者、与HIV携带者经常有性接触者、经常输血及血制品者和HIV感染母亲所生婴儿均属于高危人群。

艾滋病的预防

树立健康的性观念，避免不安全的性行为，禁止性乱交。对供血人员进行HIV筛查，严格检查血液制品，推广一次性注射器的使用。严禁共用针具注射药品。不共用牙具或剃须刀。加强医院管理，不到非正规医院进行检查及治疗。

~桑 黄~
抗癌活血降血糖，林中黄金数桑黄

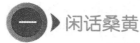 闲话桑黄

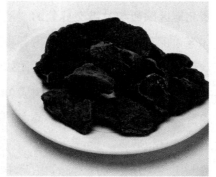

真菌是自然界中最为神奇的一大类植物，形态各异、种类繁多。很多真菌都是人们熟悉的盘中佳肴。除部分食品常用的真菌外，自然界还有许多真菌已经有望被开发成为新型的药物。自20世纪90年代开始，国外就兴起了一股对药用真菌的研究热，近些年来，一种被称为 "生物黄金" 的新型真菌——桑黄，引起了国际医药工业界与保健品行业中不少专家的关注。

生物黄金——桑黄，又名 "桑臣"、"桑耳"（《药性论》）、"胡孙眼"（《酉阳杂俎》），因其主要生长在桑树上、颜色鲜黄而得名。早在数百年以前，中医药学泰斗李时珍就已将桑黄作为一味药材收载于其编撰的《本草纲目》之中。

桑黄的子实体生长在桑树的树干基部，为圆锥形或伞状木质物，也有像马蹄形的，表面呈浅褐色、暗灰色或黑色，有细微的绒毛或是光滑。菌伞的下部呈鲜黄（蛋黄）色，菌肉黄色或咖啡色，故而被称作桑黄。除了

寄生在桑树上外，桑黄还可以寄生于杨树、桦树、漆树及松树的树干及枯木上，所以又可分为杨树桑黄、桦树桑黄、漆树桑黄、松树桑黄等诸多种类。其中，杨树桑黄产量最大且非常美观，但是这些非寄生在桑树上的桑黄，都是绣花枕头——中看不中用，它们的营养成分及抗病效果远不及桑树桑黄，所以论其价值，还是桑树桑黄才是正品、极品。

野生桑黄分布较广，集中分布在我国东北和西部地区，基本上只有大片的野生茂密林区才有野生的桑黄存在，比如在黑龙江省东部的乌苏里江与兴凯湖之间、西北地区陕西与甘肃交界处的"子午岭"自然保护区里、东北的长白山林区才少有出产。另外，西南各省区亦出产少量的野生桑树桑黄。而在一般的人工培养的桑树林中，比如在江苏、四川、山东等蚕桑产区的大面积桑园内，都没有看到桑树桑黄，这是由于桑黄的生长需要较为特殊的自然气候环境，所以天然桑黄的数量非常稀少，因此天然桑树桑黄就更为稀有和珍贵。桑黄一般着生在树龄较大的（10年以上）、具有粗皮的桑树树干基部豁口处，周围环境阴蔽、潮湿。野生桑黄生长周期很长，要长成适合药用的大小，需要20~30年的时间，由于多年生的桑树本来就不多，加上10多年来外商需求量大、价格高，我国目前的天然桑黄存量已经很少了，这一事实更加促使桑黄成为菌中难求的珍品，成为名副其实的"森林黄金"。为了应对日益贫乏的资源，目前日本、韩国等国都已经采用人工发酵的方式培育桑黄菌丝体。

二 ▶ 中医人看桑黄

野生桑树桑黄是一种珍贵的药用真菌，有"森林黄金"之美称。这味古老的中药，名气远不如冬虫夏草，可是它的功效却不比冬虫夏草差。在中国，桑黄的药用价值很被古人推崇，《本草纲目》记载桑黄能"利五脏，宣肠胃气，排毒气"；现代的《中药大辞典》记载桑黄可用于治疗盗汗、血崩、血淋、脱肛泻血等疾病。

桑黄在我国从明朝开始被作药用，"如果得到了桑树上的黄色疙瘩，死人服下也能复活"的传说曾在古代广为流传。所以民间对桑黄非常崇敬，把它作为一种能治疗肝病、癌症的良药。中医认为桑黄性甘、平、味苦、辛，归肝、膀胱经。辛行气血主发散，甘和补中急能缓，可以入血分以化瘀，所以桑黄有化瘀之功效，临床上用于治疗血崩、血淋、脱肛泻血、带下、闭经、脾虚泄泻等。在日本和韩国，民间常用桑黄来治疗胃痛、胃肠功能紊乱和各类癌症，还可以用来强身健体、防治各种疾病。近年来，国内及日本、韩国等国相继对桑黄进行了深入研究，发现桑黄的防癌作用显著，已经成为生物治癌领域中不可多得的药用真菌。

 保健疗效胜冬虫夏草

⭐ **减少细胞癌变的发生**

随着人类社会发展，恶性肿瘤的发病率和发现率在逐年提升，谈癌色变已经渐渐变成唏嘘平常，但是人们还是希望能够早日摆脱癌魔的阴影。国外有专家做过桑黄提取物的防癌实验，他们发现这些提取物中含有抗细胞突变成分，可有效地抑制那些能够诱发癌症的很多种有毒、有害的化学物质的活性，如氨基芴(2-AF)、苯并芘。

这些科学家还发现，桑黄不仅仅能抑制有毒、有害物质的诱发癌变作用，还能提高谷胱甘肽（一种对人体极其有益的物质，能够把机体内有害的毒物转化为无害物质，排泄出体外）的数量，同时还可以提高谷胱甘肽和其他的一些能够抑制癌症的有益物质的工作效率，让人体能够更加迅速地将癌变的细胞清除。

⭐ **利于治疗慢性肝炎和肝硬化**

我国的很多医学专家发现桑黄对肝硬化、肝纤维化有着极强的改善作用，因此桑黄对慢性肝炎、肝硬化、肝腹水都有很好的治疗效果。

⭐ 减少癌症病人的心脑血管疾病的发生

对癌症病人来说，防止并发心脑血管疾病是治疗癌症的一个重要组成部分。很多研究表明，桑黄中的物质可减少心脑血管疾病发生，成为癌症治疗的辅助性治疗手段。

⭐ 降血糖作用

科学家发现，从桑黄中提取的桑黄多糖可以使血糖和胆固醇含量下降。相信桑黄提取物精炼成糖尿病特效药物将很快成为现实。

⭐ 抗感染作用

很多国内外研究发现，桑黄不仅可以改善人体的免疫力，还能有效抑制各种细菌感染，尤其对肺炎有非常好的对抗作用，可以很好地治疗肺部感染。

四 ▶ 桑黄养生菜

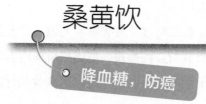

桑黄饮

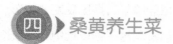

降血糖，防癌

主　　料：桑黄60g，清水2000ml。

烹制方法：1. 在药锅中放入清水，没过桑黄。

　　　　　2. 大火开锅后转小火煎煮30～40分钟即可。

功　　效：可以最大限度地保持桑黄本身抗癌、降血糖等药用效果，而且使用方法简单便捷，适合广大上班族日常保健使用。

桑黄防癌胶囊

减少癌症和心脑血管疾病的发生

随着科技水平的日益发展，传统的中药制剂手段也在日新月异地改进。对于菌类中药来说，现代植物学多认为其真正起效的是其中的孢子。目前很多技术手段可以直接将菌类粉碎成孢子粉，这种超细菌粉可以直接温水冲服或用开水冲泡代替茶水饮用，桑黄也不例外。一般来讲，将菌类中药做成超细的孢子粉有利于有效成分的吸收，这些孢子粉可以装在胶囊内服用（一般药店或中医医院可以代装胶囊）；有胃肠功能缺陷者可以直接冲服，代替茶水饮用。

桑黄茶

提高自身免疫力

传统中医认为桑黄的服用方法以液体形态最好。煎熬和盛装的容器最好是陶器或玻璃器皿，因桑黄无异味，可将煎熬过的残渣收集起来。将这些残渣加入生姜或大枣放适量水烧开，即可变为桑黄茶，可代替矿泉水或各种茶水饮用。

另外，桑黄的服用多以3个月为1个疗程，连续服用2个疗程以上，对提高自身的免疫力才会有很好的效果。

~灰树花~
千年灵药翩翩舞，扶正固本代代传

 抗辐射明星——灰树花

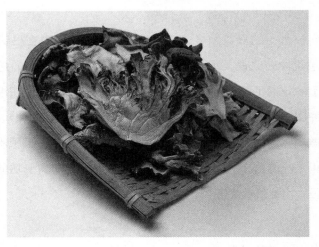

灰树花，属于担子菌亚门多孔菌科树花菌属，其学名为"贝叶多孔菌"，主要生长在栗树或栎树等树木的腐烂树桩上。日本民间称其为"舞茸"（Maitake，意即"跳舞之茸"，因其外形犹如翩翩起舞的蝴蝶而得名）。灰树花主要分布在东亚地区（中国、日本列岛和朝鲜半岛）。此外，欧洲国家和北美洲的加拿大和美国也有少量野生灰树花生长。灰树花口感嫩滑，具有松茸般的芳香和鸡丝的味道，是一种难得的珍贵天然食用菌。

灰树花在我国民间有着悠久的采食历史。有赖《道藏》的编纂而得以保存的《太上灵宝芝草品》约成书于公元2世纪，是最早的传世菌类典籍，也是世界上最早的菌类图鉴之一、是研究古代菌类及其文化的重要文献，其中记载灰树花。书中将灰树花称为白玉芝，称："白玉芝生于方丈山中，其味辛（新鲜灰树花具有浓郁清辛气味），白盖四重（灰树花子实体为层叠状），下一重上有二枚生（子实体分枝为树杈状），并有三枚生上重（分杈上又有分杈成珊瑚状），或生大石之上，黄沙之中，腐木之根，高树之下，名山之阴，得而食之，仙矣。白虎守之。"1204年，我国宋代科学家陈仁玉的《菌谱》也有记述灰树花为食用菌："味甘、平、无毒，可治痔疮。"

在日本，最早记述灰树花的是《温故斋菌谱》，记述灰树花的汉字为"舞太计"，"太计"的写法与日文たけ相近，根据该书的绘图和描述，确认为灰树花无疑，日本的熊谷达也在《邂逅的森林》中描述：1603年，统一日本的一代枭雄德川家康征战中不幸患疾，众御医束手无策时，野生舞茸（灰树花）却让他起死回生。现日本已成为全球最大的灰树花生产国和灰树花保健食品出口国。2011年日本核泄漏事故后，灰树花因其具有抗辐射作用而重新在日本掀起了新一轮的销售高潮。

灰树花是一种食药两用真菌。鲜品具有独特清香味，滋味鲜美；干品具有浓郁的芳香味，肉质嫩脆，味如鸡丝，脆似玉兰。灰树花营养丰富，尤其是维生素B_1和维生素E含量比其他食用菌高10~20倍，维生素C含量是其他食用菌的3~5倍，蛋白质和氨基酸是香菇的2倍。

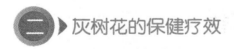

二 灰树花的保健疗效

⭐ 预防乳腺癌

灰树花具有益肾抗癌的作用。适用于各种癌症的各个阶段。与传统化疗药合用，既增加药物疗效，又减轻化疗过程中的毒副作用，缓解疼痛，增加食欲，改善病人的生活质量，尤其适用于乳腺癌病人。乳腺是女性重要的第二性征表现，乳房的健康和完整，对于女性来说不仅有重要的生理意义、更有不可替代的心理意义。日本科学家实验证实，灰树花提取物（即灰树花多糖）对多种癌症，如乳腺癌、肺癌、肝癌和前列腺癌等均有显著的改善效果。口服灰树花药剂对乳腺癌抑制率达74%以上，且与放化疗配合使用，可减轻或消除不良反应。

⭐ 抗病毒

对流感病毒、单纯疱疹病毒感染有保护作用。日本神户女子药物大学难波宏彰教授证实，灰树花对HIV（艾滋病）病毒有抑制作用。适用于艾滋病病人及艾滋病病毒携带者。且能抗各类肝炎病毒，适用于病毒性肝炎病人。

⭐ "立子蘑"

灰树花富含的赖氨酸（1.16%）和精氨酸（1.25%），对妊娠期、哺乳期妇女和儿童效果尤其显著，可以促使儿童身体健康生长和智力发育，增强记忆力。因此被称为"立子蘑""食用菌之子"。

三 ▶ 灰树花养生菜

灰树花烧排骨

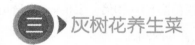

○ 脾肾不足者

主　　料：灰树花30g、排骨500g。

辅　　料：葱、姜。

调　　料：生抽、料酒、冰糖、大料、鸡精。

烹制方法： 1. 将排骨用清水洗净，下锅焯至表面变色，捞出沥干水分备用；灰树花用温水泡发，洗净表面泥沙，泡过的水备用。

2. 焯好的排骨下油锅，加入4～5粒冰糖，用中火炒至冰糖融化。

3. 倒入1勺料酒、3～4勺生抽、葱姜段儿、大料，加入适量水没过排骨，用大火烧开。

4. 烧开后，转成中火炖约30分钟，放入泡好的灰树花，再倒入泡灰树花的水，用中火炖制约10分钟，或者汤汁收浓即可，出锅前加入1勺鸡精提味。

功　　效： 表现为饥不欲食、胃脘胀满、腰酸腰痛等症状，中医辨证为脾肾不足者适用。

灰树花炖土鸡

气血不足者适用

主　　料： 灰树花30g、土鸡1只。

辅　　料： 火腿片、生姜、葱。

调　　料： 食用油、盐、味精、鸡精、黄酒、胡椒粉。

烹制方法： 1. 先将洗净的土鸡焯一下水，然后放入砂锅，加清水、黄酒、生姜块、葱段、火腿片，用旺火烧开，然后用小火炖2个小时。

2. 炖熟后加入鸡精、味精、盐和水发灰树花，再炖15分钟。

3. 最后加入胡椒粉即可。

功　　效： 表现为乏力、头晕、心悸等症状，中医辨证为气血不足者适用。

灰树花三丝汤

肺肾不足者适用

主　　料：灰树花50g。

辅　　料：熟笋、紫菜、豆腐干、精肉。

调　　料：精盐、酱油、味精、花生油、麻油、姜末。

烹制方法：1. 灰树花、熟笋、精肉、豆腐干切成细丝，紫菜拣净去杂掰碎待用。

2. 炒锅下油20ml，烧至七成热，同时将灰树花、笋、肉、豆腐干丝及碎紫菜全部下锅，放入清水，并放进酱油、精盐、味精、姜末等调料烧到汤汁起滚，淋上麻油，起锅倒入汤盆中即成。

功　　效：表现为咳嗽少痰、少气乏力、口干腰酸等症状，中医辨证为肺肾不足者适用。

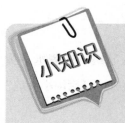

小知识

认识乳腺癌

乳腺癌已成为当前社会的重大公共卫生问题，发病率居高不下，而预防该病最有效的办法，就是早发现、早治疗，因此，认识乳腺癌是相当重要的。

乳腺癌的早期症状

乳腺肿块：是乳腺癌最常见的表现。4/5的乳腺癌病人以乳腺肿块就诊。

乳头改变：乳头溢液多为良性改变，但对50岁以上、有单侧乳头溢液者应警惕发生乳腺癌的可能性；乳头凹陷、扁平、回缩，或瘙痒、脱屑、糜烂、溃疡、结痂等湿疹样改变也是乳腺癌常见的临床表现。

乳房皮肤及轮廓改变：肿瘤与皮肤粘连使皮肤外观凹陷呈酒窝样改变；肿瘤细胞堵塞皮下毛细淋巴管，可造成皮肤水肿，而毛囊处凹陷形成橘皮样改变。当皮肤广泛受侵犯时，可在表皮形成多数坚硬小结节，称卫星结节，甚至融合成片，如病变延伸至背部和对侧胸壁可限制呼吸，形成铠甲样变；炎性乳腺癌会出现乳房明显增大，皮肤充血红肿、局部皮温增高，皮肤增厚、粗糙。另外，晚期乳腺癌会出现皮肤破溃形成癌性溃疡，呈"菜花样"改变，经久不愈。

淋巴结肿大：同侧腋窝淋巴结可肿大，质地较硬，活动性较差。晚期乳腺癌可向对侧腋窝淋巴结转移引起肿大；淋巴结逐渐融合，与皮肤及周围组织粘连、固定。另外有些情况下还可触及同侧和（或）对侧锁骨上肿大的淋巴结。

早发现、早治疗

乳腺癌的疗效更多地取决于是否早发现。提高治愈率的关键是提高早诊率，在早期乳腺癌中导管原位癌的治愈率可达到95%以上，并获得更多保留乳房的机会。

中医对乳腺肿块的认识

乳房疾病的重要表现之一就是乳房的肿块。一般来说，乳房肿块伴胀痛或者窜痛者，多属于肝气郁结；伴疼痛位置固定不移或针刺、刀割样疼痛者多为瘀血阻滞；伴麻木且疼痛不甚者，多为痰浊内阻。更有乳房肿胀、疼痛随月经呈周期样变化者，更需调理肝肾及冲脉方能达到较好的治疗效果。此外还有针灸、气功、药膳等疗法。方法简便、不良反应少，在改善症状，减少放化疗的不良反应，延长生存期，提高生活质量方面有一定的优势。

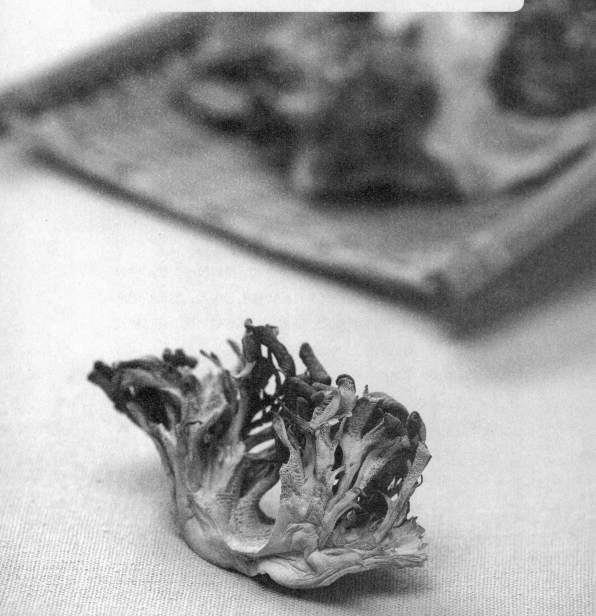

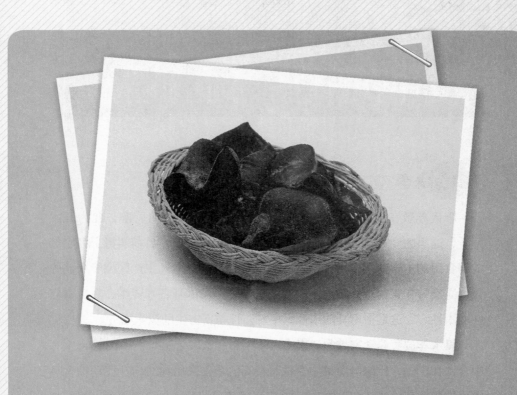

第四章　养阴通补的"耳朵家族"

Chapter Four

★ 木耳
★ 银耳
★ 石耳

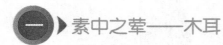

~木 耳~
市耳皆从树上生，清利五脏最有功

 素中之荤——木耳

唐代苏敬在《唐本草注》中载："桑、槐、楮、榆、柳，此为五木耳"，这里的"五耳"都是木耳，木耳是一个大家族，目前叫得上名字、能够食用的木耳有很多种，而木耳中口感最好的黑木耳主产区位于东北的大小兴安岭和长白山上。《本草纲目》中说："木耳各木皆生，其良毒亦必随木性。"这是指木耳随木性，木耳药性与所寄生的树木相近。

黑木耳被营养学家誉为"素中之荤"和"素中之王"，每100g黑木耳中含铁185mg，比绿叶蔬菜中含铁量最高的菠菜高出约20倍，比动物食品中含铁量最高的猪肝高出约7倍，是各种荤素食品中含铁量最多的。黑木耳是一种味道鲜美、营养丰富的食用菌，含有蛋白质、铁、钙、维生素、粗

干黑木耳营养成分（每100g）

营养成分	含量	营养成分	含量	营养成分	含量
水分	10.9g	粗纤维	7.0g	胡萝卜素	0.03mg
蛋白质	10.6g	灰分	5.8g	硫胺素	0.15mg
脂肪	0.2g	钙	357mg	核黄素	0.55mg
碳水化合物	65.5g	磷	201mg	烟酸	2.7mg
热量	306kcal	铁	185mg		

纤维，其中蛋白质含量和肉类相当，铁比肉类高10倍，钙是肉类的20倍，维生素 B_2 是蔬菜的10倍以上，黑木耳还含有多种氨基酸和微量元素，被称之为"素中之荤"。

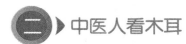

中医人看木耳

木耳在《神农本草经》中列为中品，谓其能"益气不饥"，"轻身强志"，《饮膳正要》讲黑木耳有"利五脏，宽肠胃"的功效。木耳性平、味甘，质滑，入胃、大肠经。木耳对人体管道有很好的清理作用，它的功效主要有"利五脏，通六腑，畅血脉"。黑木耳是药食同源的好东西。

木耳各有各性，但是耳类有一个共同的药性即可以降血脂。为什么呢？木耳能"以通为补，以通为用"。这是什么意思呢？打个比方，人体好比是一套动态的、立体的、完善的管道系统，这套管道系统，由脏腑、血脉、经络以及人体的五官九窍、皮肤毛孔组成。只有脏腑本身功能完善、血脉经络运行通畅、五官九窍、皮肤毛孔开阖功能正常，人体的气血才能运行得顺畅，人体产生的代谢产物才能顺利排出体外，从而维持管道的循环畅通。就如我们的消化系统——食物从口，经食道、胃、小肠、大肠，最后经肛门排出体外，这一套管道，有入口有出口，只有管道滑顺通利，人的消化才能正常。如果胃肠功能紊乱，管道欠通畅，早期可能只是大便不畅，但如果代谢产物在体内堆积过久，就会引起管道生锈，甚至长出不好的东西，堵塞管道，比如消化道肿瘤。而耳类就是能够帮助通利人体的各种"管道"，从而起到"以通为补"的作用。

黑木耳中含有抑制血小板聚集的成分，其抗血小板聚集作用与小剂量阿司匹林相当，可降低血黏度，使血液流动顺畅。研究结果证实，每日食用10～15g黑木耳，有明显的抗血小板聚集、抗凝和降低胆固醇的作用。故血液黏稠度高、血胆固醇高的中老年人经常吃黑木耳有预防心脑血管疾病的作用。

　　黑木耳还有抗脂质过氧化的作用，使人延年益寿。研究还发现，脂质过氧化与衰老有密切关系，使用黑木耳烹调菜肴，不仅菜式多样，具有香嫩爽滑、增强食欲的特点，而且有益于人体健康。因此，中老年人经常食用黑木耳，对防治多种老年疾病，抗癌、防癌、延缓衰老，都有很好的效果。

三 ▶ 木耳养生菜

凉拌木耳枸杞叶

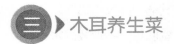

利五脏，治疗脂肪肝、尘肺

主　　料：黑木耳20g。

辅　　料：枸杞叶、蒜泥、红椒各适量。

调　　料：盐、鸡精、白糖、凉拌醋、橄榄油。

烹制方法：1. 将木耳用开水焯熟，取出晾凉后撕成小块。

　　　　　2. 将枸杞叶和木耳放入器皿中，将小红椒切碎撒上，加入少许鸡精、白糖、盐。

　　　　　3. 坐锅点火，倒入少许橄榄油，待油热后浇在上面，拌匀即可。

功　　效：1. 利五脏："利"是清利的意思，能帮助人体清除多余垃圾；人体得病，是因为管道不通，多余的垃圾排不出去，内脏脂肪堆积多了，就可以导致脂肪肝等病症。

　　　　　2. 治疗脂肪肝、尘肺：脂肪肝是五脏不通的表现。而黑木耳的胶质具有很强的吸附作用，长期食用对脂肪肝有化解作用。现代医学研究证实,黑木耳可将残留在人体内的灰尘杂质吸附聚集,排出体外,可以预防尘肺,并阻碍尘肺纤维化的形成,一些从事开矿、粉尘、锯木、修理、护路等作业的人员,常"吃"粉笔灰的老师以及家里养猫养狗的人应经常吃黑木耳。

3. 以通为补:枸杞叶,又叫枸杞菜,味甘、苦、性凉,入肝、脾、肾经。具有补虚益精、清热止渴、祛风养肝明目的功效。与黑木耳相配,一个清、一个补,起到"以通为补"的作用,对脂肪肝患者非常适合。

凉拌木耳洋葱

畅血脉,软化血管

主　　料:黑木耳20g。

辅　　料:洋葱、大葱、生姜、辣椒各适量。

调　　料:盐、鸡精、白糖、凉拌醋、橄榄油。

烹制方法:1. 将木耳和洋葱分别用开水焯熟,取出晾凉后撕成小块。

2. 将洋葱和木耳放入器皿中,加入少许大葱、生姜、辣椒、鸡精、白糖、盐、醋。

3. 坐锅点火,倒入少许橄榄油,待油热后浇在上面,拌匀即可。

功　　效:1. 抗凝血、抗血小板聚集、抗血栓、降血脂。黑木耳可降低人体血黏度,降低胆固醇,软化血管,延缓心脑血管变窄变硬,对高血脂、冠心病、动脉硬化等患者很有好处。

2. 预防血管硬化、降低血脂。中医认为洋葱,味辛,就是气味辛辣,而中医认为味辛能行,能开,就是推动力好,能加速血液循环。现代研究发现洋葱含前列腺素等物质，可扩张血管，减少外周血管阻力、降血压。洋葱中还含有二烯丙基硫化物，有预防血管硬化、降低血脂的功能，所以说多吃洋葱可防"富贵病"，木耳与洋葱搭配共同起到畅通血脉的功效。

 宜

黑木耳搭配乌鸡，养血活血。
黑木耳搭配鲫鱼，补充核酸、抗老化。
黑木耳搭配红枣，补血活血调经。

 忌

寒性的田螺，遇上滑利的木耳，不利于消化。
鸭肉性凉，与木耳同食易消化不良。

 宜

一般人群均可食用，尤其适合心脑血管疾病、结石症患者食用。

 忌

有出血性疾病者不宜多吃。
孕妇不宜多吃。

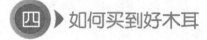 四 ▶ 如何买到好木耳

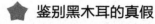 ★ 鉴别黑木耳的真假

黑木耳掺假的物质主要有糖、盐、面粉、石碱、明矾、硫酸镁、泥沙

等。通过将以上某物质用水化成糊状溶液，再将已发开的木耳放入浸泡，晒干，使这些物质黏附在木耳上，增加木耳的重量。有些假木耳甚至使用化学药品处理，对人体健康危害很大。

❋ 木耳的鉴别有以下几种方法

1. 看色泽：真木耳，朵面乌黑有光泽，朵背略呈灰白色，假木耳的色泽发白，没有光泽。

2. 看朵形：真木耳，耳瓣舒展，体质较轻，假木耳呈团状。

3. 试水分：真木耳，质地较轻，含水量在11%以下，假木耳水分多，分量重。用手掰碎后，手指上会留下掺假物。

4. 品滋味：真木耳，清淡无味，假木耳有其他的味道。如尝到甜味的，说明是用饴糖等糖水浸泡过；有咸味的，是用食盐水浸泡过；有涩味的，是用明矾水浸泡过。

鲜木耳最适储存温度为0℃，相对湿度为95%以上。干燥的木耳能储存较长时间。鲜木耳较难储存，采收后立即低温储存，尚可保持一段时间，若能维持0℃左右的低温，95%以上的湿度，约可存放3周。

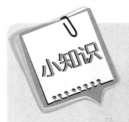

高脂血症

血脂异常是指血中胆固醇或甘油三酯过高，或高密度脂蛋白过低。

血脂异常有很多危害。血脂是人体中重要的物质，有许多重要的功能，但不能超过一定的范围。如果血脂过多，易沉积在血管壁上，逐渐形成斑块（"动脉粥样硬化"），这些斑块增多、增大，会堵塞血管，使血流变慢，严重时血流被阻断。这种情况发生在心脏会引起冠心病；发生在脑血管会引起脑中风；发生在肾脏就会引起肾动脉硬化，甚至导致肾功能衰竭。

很多人对高血脂的危险认识不足，为防范于未然，当您有下述情况时，如高血脂家族史、肥胖、高血压或已有冠心病、脑中风、糖尿病、肾脏疾病、中老年、绝经后妇女，请您及早检查血脂。建议40岁以下普通成年人：每2年检查一次血脂；40岁以上的人群：每一年检查1次血脂；高危人群和高血脂患者：根据医生指导定期复查血脂。

调节血脂三大法宝：

1. 调节饮食结构：限制摄入富含脂肪、胆固醇的食物；选用低脂食物；增加维生素、纤维的摄入；食用降血脂的食物，比如大蒜、生姜、茄子、山楂、柿子、黑木耳等。

2. 改善生活方式：减肥、戒烟、控制酒精、有氧运动。

3. 药物治疗：目前调整血脂的药物很多，主要分为以下三类：他汀类——以降低胆固醇为主，贝特类——以降低甘油三酯为主，天然药物类——如血脂康对降低胆固醇和甘油三酯均有效。药物治疗必须在医生指导下进行，并定期复查肝功和血脂。

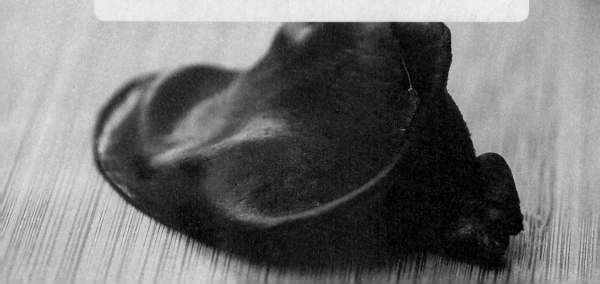

~银 耳~
盈盈荷瓣如冰雪，延年益寿赛燕窝

 穷人的燕窝

银耳属真菌类银耳科植物，俗称白木耳，又称银耳子、雪耳等，有"菌中之冠"的称号。银耳夏秋季生于阔叶树腐木上。分布于中国浙江、福建、江苏、江西、安徽等省份。目前国内人工栽培使用的树木为椴木、栓皮栎、麻栎、青刚栎等。

干银耳营养成分（每100g）

营养成分	含量	营养成分	含量
热量	200kcal	维生素E	1.26mg
碳水化合物	67.30g	胡萝卜素	50.00μg
脂肪	1.40g	硫胺素	0.05mg
蛋白质	10.00g	核黄素	0.25mg
纤维素	30.40g	烟酸	5.30mg
维生素A	8.00μg	镁	54.00mg
钙	36.00mg	铜	0.08mg
铁	4.10mg	锰	0.17mg
锌	3.03mg	钾	1588.00mg
硒	2.95μg	钠	82.10mg
磷	369.00mg		

银耳又称为"穷人的燕窝",和其他山珍海味一样是席上珍品。燕窝虽补,但价格昂贵。银耳无论颜色、口感、功效都和燕窝相似,价格便宜。据张仁安《本草诗解药性注》云:"此物有麦冬之润而无其寒,有玉竹之甘而无其腻,诚润肺滋阴要品。"清宫太医唐容川《本草问答》载:"慈禧痢下,百医莫治,容川投以耳汤一剂,服后立愈,慈禧自此常服之。"可见,其足与人参、鹿茸、燕窝媲美。

银耳既是名贵的滋补佳品,又是扶正强壮的补药。历代皇家贵族都将银耳看作是"延年益寿之品""长生不老良药"。

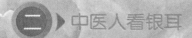

二 ▶ 中医人看银耳

中医学认为,银耳味甘性平,有滋阴、补肾、润肺、生津、止咳、补气等功能,适用于虚劳咳嗽、痰中带血、便血、胃炎、虚热口干、咽干喉痒、肺结核潮热、咳嗽等疾病。

据《中国药物大辞典》记载银耳有"强精补肾、强肺、生津止咳、降火、润肠益胃、补气和血、强壮身体、补脑提神、美容嫩肤、延年益寿"之功效。它是一味滋补良药,特点是滋润而不腻滞,对阴虚火旺不受参茸等温热滋补的病人是一种良好的补品。

银耳中富含丰富的纤维素,有利于减肥,进食后可刺激胃肠道蠕动,可防治便秘、痔疮等疾病。银耳富含胡萝卜素,能维持皮肤黏膜层的完整性;是构成视觉细胞内的感光物质;并可促进生长发育,预防先天不足,维护生殖功能,促进免疫功能。

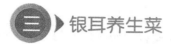

银耳养生菜

银耳鸡肝明目汤

补肝益肾，明目养颜

主　　料：银耳15g。

辅　　料：枸杞15g、鸡肝100g、茉莉花20朵。

调　　料：盐、鸡精、姜汁、料酒、淀粉。

烹制方法：1. 将鸡肝洗净，切薄片，放入碗内，加淀粉、料酒、姜汁、食盐拌匀；银耳洗净，用清水浸泡待用；茉莉花择去花蒂，洗净，枸杞洗净待用。

　　　　　2. 将锅置火上，放入清汤，加入料酒、姜汁、食盐和鸡精，随即下入银耳、鸡肝、枸杞烧沸，撇去浮沫，待鸡肝煮熟，装入碗内，再将茉莉花撒入碗内即成。

功　　效：此汤具有补肝益肾、明目养颜之功效，适用于阴虚所致的视物模糊、两眼昏花等病症。

银耳黑芝麻膏

润肺胃，补肝肾

主　　料：银耳90g。

辅　　料：黑芝麻270g。

调　　料：生姜汁、蜂蜜、冰糖。

烹制方法：将银耳泡发，切碎；黑芝麻研成糊状，与银耳混匀，加入姜汁、冰糖、蜂蜜拌匀，放入水，滚开后炖2小时即可。每次食用1小勺，1日3次。

功　　效：此膏有润肺胃，补肝肾的功效。适用于老年体虚、慢性支气管炎、肺气肿、哮喘等病症。

百合莲子银耳羹

滋阴润肺，益气养心

主　　料：银耳50g。

辅　　料：莲子20g，干百合20g，枸杞10g。

调　　料：冰糖。

烹制方法：1. 把银耳用温水泡发洗净，剪去根部，然后撕成小片；莲子、百合和枸杞也分别用温水泡发。

　　　　　2. 把银耳放入砂煲内，倒入清水，大火煮开后盖上盖子转小火煲2.5个小时。待银耳煮至浓稠后，放入冰糖搅匀、然后倒入莲子，小火煮半小时。最后放入百合和枸杞再煮15分钟左右即可，将煮好的银耳羹放入冰箱冷藏后食用。

功　　效：此款甜品有滋阴润肺、益气养心的功效。

银耳汤是一种高级营养补品，但银耳含有较多的硝酸盐类，煮熟后如放的时间比较久，硝酸盐会还原成亚硝酸盐。人食用这种汤，亚硝酸盐就会进入血液循环，使人体中正常的血红蛋白氧化成高铁血红蛋白，丧失携带氧气的能力，严重者会发生吐泻，昏迷不醒，甚至死亡。因此，煎成的银耳汤不可久放，不要隔夜食用。

各种出血病人在止血后的恢复期内，不宜进食银耳。

 银耳越白越好吗？

由于消费者往往错误地认为"银耳越白越好"，使有些厂商对银耳进行"超量漂白"，导致银耳中二氧化硫的残留量超标。二氧化硫遇水则形成亚硫酸盐，亚硫酸盐不仅会引发支气管痉挛，还会在人体内转化成致癌物质。

那么怎样正确选购和食用银耳呢？主要有以下三种方法。一看：千万不要购买"雪白"的银耳，银耳的本色应为淡黄色，根部的颜色略深。二闻：将银耳的包装袋开一个小孔，闻一闻是否有刺鼻的味道。如果有，说明其中二氧化硫的残留量较多。三浸泡：二氧化硫易溶于水，所以食用前可以先将银耳浸泡3~4小时，每隔1小时换一次水。烧煮时，应将银耳煮至浓稠状。一般而言，经过浸泡、洗涤、烧煮之后，可以大大减少银耳中残留的二氧化硫。

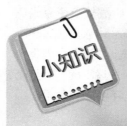

银耳辅助治疗高血压病

高血压病的发病率越来越高。我国的高血压患病率已由解放初期的6%上升到10%左右。高血压主要和肥胖、吃盐过多、饮酒过多、长期紧张、遗传因素有关系。高血压病分为原发性高血压和继发性高血压，继发性高血压可以由肾脏、脑、血管等疾病引起。

高血压病主要有以下表现：头晕、头痛、心悸、失眠、紧张烦躁、疲乏等。高血压病属于中医学"头痛""头风""眩晕""肝风"等范畴。银耳性平，味甘，入肺、胃二经，有滋阴润肺、益气强心、安神健脑的功效。现代营养学研究发现，银耳多糖有抗血栓形成的功能，可保护心脑血管，所以高血压、动脉硬化、眼底动脉出血的患者常食银耳有辅助治疗的作用。

~石 耳~
石壁生花品类奇，养阴清热最相宜

 石头能生花——石耳

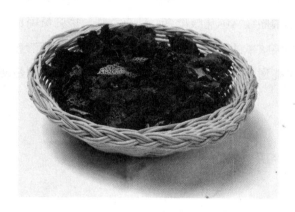

　　地衣植物门植物石耳，又名岩耳、石壁花，是一种生长在石壁上的黑色地衣植物。体扁平，呈不规则圆形，上面褐色，背面被黑色绒毛。因其形似耳，并生长在悬崖峭壁阴湿石缝中而得名。它生于裸露的岩石上，尤喜生在硅质岩上，营养丰富，可以入药。《粤志》中记载："韶阳诸洞多石耳，其生必于青石。当大雪后，石滋润，微见日色，则生石耳，大者成片，如苔藓，碧色，望之如烟，亦微有蒂，大小朵朵如花。烹之面青紫，如芙蓉，底黑而皱。每当昧爽撷取则肥厚，见日渐薄亦微化为水。……味甘腴，性平无毒，多食饫人，能润肌童颜，在木耳、地耳之上。"

　　石耳的养生食疗作用突出，它含有具有抗癌活性的石耳多糖及多种无机元素，是一种营养丰富、滋阴润肺的补品和很宝贵的食疗原料。

　　石耳性味甘寒，具有养阴润肺、清热止血的作用。《本草纲目拾遗》说石耳"味甘气清，性寒无毒，清膈热，利小水，化痰，消瘿结滞气，有补血明目之功。"《医林纂要》说它"补心，清胃，治肠风痔瘘，行水，解热毒。"尤其适合于肺胃有热，经常咳嗽、便秘、痔疮出血的人。

 哪些人宜食石耳

石耳味甘、性平，一般人群都可食用。治疗作用主要适用于两类人，一类是经常咳嗽的人群，另一类是痔疮便血者。石耳性寒，能清火，对于烟酒过多内热壅盛经常咽痛咳嗽者，还有教师、播音员等长时间用嗓导致阴虚火旺而咽痛咳嗽的工作人群都很有益。石耳除养阴清热外，还具有止血的功效，又能通便，古籍中记载可以治痔疮便血。特别是便秘痔疮者，常吃尤宜。

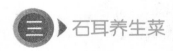 **石耳养生菜**

石耳蒸猪肉

润肺化痰，适于咳嗽痰燥者

主　　料：石耳30g、猪肉150g。

调　　料：盐。

烹制方法：1. 石耳泡发洗净撕成小块，猪肉切成1cm大小的肉丁。

2. 将石耳和猪肉共同放入碗中，加少量盐，隔水蒸熟。上午蒸1次，喝蒸出的汤；下午蒸1次，石耳、肉、汤全吃。

功　　效：石耳清热润肺，猪肉养阴，适合于肺热痰燥咳嗽者。

鸡肉石耳煲

益气养阴，适于虚弱人群

主　　料：石耳30g、母鸡1只。

辅　　料：葱、姜。

调　　料：盐、料酒、高汤。

烹制方法：1. 石耳泡发，鸡去毛去内脏，洗净。

2. 将鸡放入砂锅中，加葱、姜、料酒、高汤，烧开后，文火慢炖。炖至鸡肉八成熟时，放入石耳同炖，加盐。炖熟即成。

功　　效：石耳具有养阴清肺功效，配用益气补血之母鸡，则此汤能养阴止咳补虚益气。适用于虚弱咳嗽人群。

冰糖百合石耳汤

润肺清热，适宜肺热阴虚者

主　　料：石耳30g。

辅　　料：百合15g。

调　　料：冰糖。

烹制方法：1. 石耳泡发洗净，撕成小块；百合洗净。

2. 加水将百合、石耳同煮。

3. 最后放入冰糖溶开即可。

功　　效：百合有清热润肺、宁心安神的作用，与石耳、冰糖配合，共奏
养阴清肺之功，适合反复咽干咽痛，干咳无痰者。

中医认为石耳性偏寒，与生姜配合可以纠正其寒凉性质，又可去除异味。没有明显的禁忌配伍食物。

一般人群均可食用。尤其对于肺热咳嗽、肺燥干咳、胃肠有热、便秘下血的人群均有良好的食疗效果。
脾胃虚寒腹泻的患者不宜，但与生姜配合可以纠正其寒凉性质。

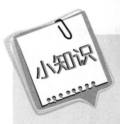

石耳如何处理更好吃

石耳自身会有一点苔藓味，因此制作菜肴须与鲜味原料相配，而与生姜同烹可以去除此种异味。而且石耳由于生长在岩石上，里面的沙子比较多。食用前先用温水加少许盐泡发，去掉腹面有一块象肚脐一样的突出物，这是石耳吸附在石壁上的地方。然后反复用淘米水轻轻揉搓，将沙与灰尘洗净，再滤干食用。最好磨去背面毛刺，以免口感糙涩。

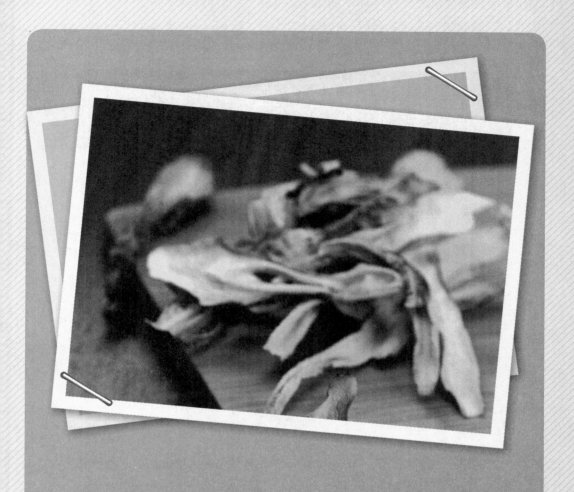

Chapter Five

第五章　营养丰富的"菌中贵族"

★ 松茸
★ 猴头菇
★ 竹荪
★ 牛肝菌

~松 茸~
菌中之王数松茸，补肾健脾防辐射

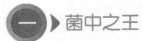 菌中之王

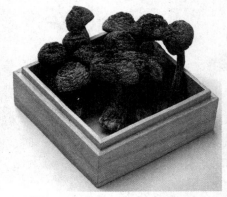

松茸，又名松口蘑，是一种被大家认识不久的名贵食用菌。新鲜松茸，形若伞状，色泽鲜明，菌盖呈褐色，菌柄为白色，均有纤维状茸毛鳞片，菌肉白嫩肥厚，质地细密，有浓郁的特殊香气。在2013年春节期间热播的纪录片《舌尖上的中国》第一集"自然的馈赠"中，介绍的首个食材就是松茸，被称为"天赋宝藏"，它生长在美丽的香格里拉的无污染的原始森林，据《舌尖上的中国》介绍，在大城市的高档餐厅里，一份碳烤松茸标价高达1600元。

自2008年奥运会，最隆重的开幕式国宴主菜三菜一汤中选择了松茸汤作为开始，似乎松茸在一夜间就进入了所有的高档饭店和私人会所，烤松茸、松茸汤、松茸辽参、松茸鲍鱼等，品种丰富，价格不菲。"菌中之王"的松茸逐渐被国人认识和喜爱。

其实，日本食用松茸有着非常悠久的历史，早在平安时代（公元

794～1185年）松茸就是贵族豪门酒宴上的珍贵高级菜肴，馈赠达官贵人和进贡天皇、大臣的高级礼品。据此算来，日本人吃松茸至少已有1000多年的历史，松茸以它的珍贵、稀少，以及丰富的营养和药用功效，在日本被誉为"神仙药""菌中之王"，成为上至天皇下至平民百姓共同钟情的珍贵佳肴和高级礼品，形成了丰富的松茸文化，无论是烹饪松茸的高超技艺、精美造型的松茸制品，还是许多为松茸而创作的歌谣、诗赋和绘画艺术、工艺制品、礼品等，都反映了人们对松茸的喜爱。日本也因此而居世界松茸消费第一大国的宝座。每到松茸上市的季节，所有的超市和大型百货店的食品销售区都会为松茸辟出最抢眼的位置，招揽顾客。尽管摆在那里的松茸价格昂贵，1千克松茸的价格在15万到20万日元，但日本人仍然钟情于它，用他们的话说——"松茸就像我们的生命一样宝贵"。每到秋季，电视节目里主持人甚至用"您吃过松茸了吗"代替了日常的问候语。

松茸，为什么名贵？首先在于它的稀少。松茸一般生长在海拔1600～3200米的云南松、华山松与栎树、杜鹃的混交林地内，主要靠开花菌伞盖打开后的成熟孢子进行繁殖。松茸孢子落地后，与云南松、华山松、栎树的须根产生共生关系，逐渐形成菌根（又称菌塘），然后才慢慢生长发育成为松茸。由于松茸的生长需要这些特定的自然条件，松茸至今还不能由人工生产，产量极低，主要产于中国、日本和朝鲜，在我国主要产于东北地区、贵州，以及云南、四川交界一带。松茸是世界上珍贵的天然野生药用菌。因其特殊的食用、药物价值，被列为四大名菌（松茸、灵芝、冬虫夏草、羊肚菌）之首。一年之中，只有在8月上旬到10月中旬采集，而且采集全靠人工，采集也极为困难，这就造成了市场上松茸的稀少，而松茸是大自然馈赠的美味，味道鲜美，口感如鲍鱼，极润滑爽口，富有弹性，食后余香满口，与鱼籽酱、鹅肝并称"世界三大美味"，所以市场需求众多，这也是松茸价格昂贵、目前只能被高档餐厅所消费的原因之一。

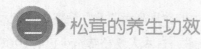

二 ▶ 松茸的养生功效

松茸作为"菌中之王",还在于它含有多种营养物质,以及特殊的药用功效。

现代研究证明,松茸富含多糖,蛋白质、脂肪、纤维素、多种氨基酸、不饱和脂肪酸;还含有其他菌类中少有的 β-葡萄糖酸、核酸衍生物、肽类物质、有机锗、多糖LPB等稀有营养元素,具有提高SOD活性,加速体内自由基的清除,延缓组织器官衰退,改善心血管功能,促进新陈代谢,提高人体抗病毒、抗细胞突变和增加免疫功能的能力。此外,松茸的维生素D、维生素B_2、钙含量也是极高,长期食用松茸,可以增强免疫力、降低血糖、强化心脏、调节血压、抗血栓、抗病毒。

我国最早记载松茸药用功效的书籍是《新华本草纲要》,该书记载:松茸,又名松菌,味淡,性温。入肾、胃二经,可以补肾强身、理气化痰。从这个归经上,就可以得知松茸有着不同一般的功效。我们大家都知道,肾乃人体的先天之本,是生命动力的源泉,又被称为生命的发动机。肾中精气充盈与否,直接影响体质强弱、寿命长短和生、长、壮、老、已的过程,与体力、智力、寿命都有密切关系。因此,又被称为"人体的健康银行"。脾乃人体后天之本,化饮食水谷为人体所需精微,不断地充养先天,并充养肌肉,荣润肌肤毛发,供人体生长发育日常所需。脾和肾,一个"先天",一个"后天",足以见松茸的补益作用。《黄帝内经》云"形不足者,温之以气,精不足者,补之以味",意思就是说先天不足,可以靠后天脾胃的饮食生化来调养("形"指形体,即形体之气;"精"指阴精。"气"与"味"则分别指药食之气味)。松茸秉大自然阴阳融合之精华,质润入肾,填精补肾,故能固先天,强筋骨,增智慧不忘。另外,松茸味鲜甘美入脾,可以强健脾胃之气,增强食欲,并能助脾胃运化,消饮食积滞,促进肠胃的消化吸收,并可以通过养后天来固先天,健脾以益肾,这样人体精气自然充足,人自然也就不容易衰老了。

⭐ 松茸能抗辐射

松茸之所以有抗辐射作用，源于它一个重要的功能就是"充卫气"。卫气是什么呢？卫气是指防卫免疫体系及消除外来的和机体内生的各种异物的功能，包括机体屏障、吞噬细胞系统、体液免疫、细胞免疫等。《灵枢·本藏》："卫气者，所以温分肉、充皮肤、肥腠理、司开阖者也"，即指卫气就相当于皮肤的屏障防卫机能。中医讲"脾主卫"，松茸正是通过健脾胃促进气血生化运行而发挥作用的。通俗地讲，卫气就相当于国家的国防力量，如果国防强大，则敌人只能窥探，而不敢入侵，一旦国防松懈，则敌人总会想方设法趁虚而入，轻的表现为一些不舒服的症状，如机体卫外能力差，容易反复感冒、发热、毛孔开阖不利，容易自汗、盗汗，甚至无汗；重则可能导致严重的疾病。所以人体卫气充足的时候就能够抵抗外界的各种有害物质辐射，并能维持人体内环境的稳定，所以松茸有抗辐射的功能。

⭐ 松茸能抗癌

现代研究证明松茸多糖有显著的抗肿瘤作用。日本已经将松茸广泛应用于抗癌。其实松茸抗肿瘤的功效也与它"充卫气"分不开，肿瘤的发生从西医医学上讲是细胞的突变，现代免疫学则认为机体每天有成千上万的细胞发生突变，正常情况下均能被机体免疫系统清除，但癌症患者体内的瘤细胞却能逃脱免疫监视不断增殖，究其原因与卫气固护失调相关，我们人体的卫气不仅是站岗放哨的卫兵，它更是一个情报监察员，具有监视人体器官、细胞运行状态的功能，当其功能正常时，"叛变"的细胞会很快被识别消灭的，但是当卫气虚弱、士气涣散的时候，它的监视职能发挥不好，就导致了癌细胞无限制地增长生殖，最终形成了肿瘤，危害生命。

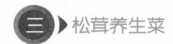 ▶ 松茸养生菜

松茸的美食在高档餐馆的消费十分昂贵，如果能在家庭中制作，便可使价格实惠许多。它的吃法也别具情趣，尤其为聚会家庭增添幸福和快乐的氛围！

松茸黄芪鸡汤

健脾益气，固卫防癌

主　　料：嫩鸡1只，松茸10朵。

辅　　料：黄芪10g，枸杞10粒。

调　　料：葱姜适量，酱油、冰糖、鸡精、绍酒各少许。

烹制方法：嫩鸡焯水后用清水洗净浮沫，松茸用清水泡发洗净。锅内热油，五成热时下嫩鸡及姜片，煸至鸡表皮略发干、冒油。烹入绍酒，炒匀，加入酱油，仔细翻炒使鸡上色。往锅中加入开水没过鸡，加入冰糖，大火烧开后再一次撇去浮沫，放入松茸、葱，改小火炖60分钟，翻匀即可食用。

功　　效：汤味鲜美、味道独特。健脾益气，固卫防癌。

松茸酒

希望提升正气者适用

主　　料：鲜松茸20朵。

调　　料：适量白酒。

烹制方法：将松茸放入白酒中浸泡，数天后即可饮用。

功　　效：每天饮用，强身健体。

松茸蒸蛋

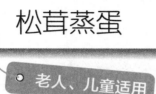

老人、儿童适用

主　　料：松茸10朵。

辅　　料：鸡蛋。

烹制方法：将鸡蛋加少许水打散后，上笼蒸至六成熟时；将开片松茸加
入，继续蒸至蛋熟即可。

功　　效：健脑益智，强身健体。

松茸饭

手术后脾胃虚弱者适用

主　　料：松茸10朵，大米、糯米适量。

辅　　料：肉丁，青豆，胡萝卜。

调　　料：盐少许。

烹制方法：1. 把切成薄片的松茸和米搅和在一起煮，煮好后，一屋子都
是松茸的香气。

2. 或将松茸、肉丁、青豆、胡萝卜等一起炒香后盛出。再炒制
米饭。之后再一起烹炒即可。

功　　效：益胃补气，强身健体。

宜

松茸的粗加工：干品松茸在烹炒或煲汤前先在40℃的温水中浸泡20分钟左右，让其软化，而后加工，制作出的菜品口感更佳。

松茸最适宜的吃法：松茸与松露、鸡油菌、牛肝菌等相比，在食材特性上最大的特点是——它的香味是水溶性的，因此最宜与其他食材搭配炖成汤来食用。

四 ▶ 如何选购松茸

松茸味道鲜美，价格不菲，市场上也可见以假乱真之品，常见的假松茸有姬松茸和花松茸两种。

姬松茸（又名巴西蘑菇），原产巴西、秘鲁。据专家介绍，从形状和气味来看，松茸的脚帽匀称，不会上大下小，而姬松茸很明显是帽大脚小，很不均匀；姬松茸的外形是黑帽白脚，松茸的整体呈红板栗色；松茸的气味是清香的，而姬松茸的气味比较刺鼻。

花松茸的产季和松茸相同，也是在每年的8月至10月。从颜色上来辨别，松茸的颜色是板栗色，而花松茸的颜色红得比较耀眼呈大红色，不注意看有可能被误认为是比较新鲜的松茸；另外，松茸的纹路和纤维属于直丝，纹路清晰，非常光滑，而花松茸的纹路看上去有毛茸茸的感觉。

松茸吃的是鲜味，而松茸的保鲜期有多长呢？松茸的保鲜储藏方法都有哪些呢？又怎样延长松茸的保鲜期呢？

新鲜松茸一般保存时间比较短，常温下就是2天左右时间。一般家庭保存新鲜松茸有以下几种方法：

用白菜叶子把新鲜松茸包裹、覆盖起来，放置在阴凉潮湿的地方，这种方法可以保鲜4天左右；放在冰箱的冷藏室，可以保存一周左右；超过以上期限的，新鲜松茸要继续保存的，就有以下办法：

★用冰箱将新鲜松茸冷冻，这种方法可以保存几个月的时间；食用的时候要用开水解冻，因为开水解冻后，松茸不会变稀软；

★将新鲜松茸切片晒干，可以长年保存；

★做成盐渍松茸保存，具体方法是将整个新鲜松茸放在开水里煮5分钟左右，沥出，放在一个容器里，撒上食盐就可以了。食盐可以将松茸里的水分进一步析出，食盐的用量以析出的溶液口尝很咸就可以了。食用的时候，捞出松茸，清水冲洗若干遍，就可以做菜了。

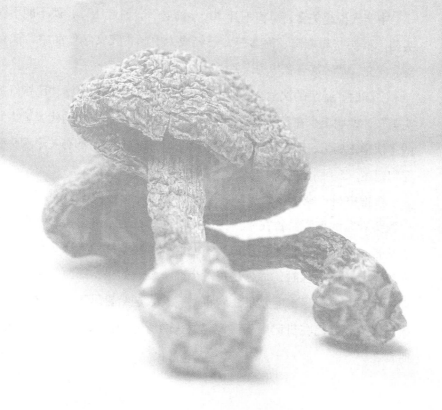

~猴头菇~
旧时皇家猴头宴，今日百姓益胃菌

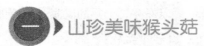 山珍美味猴头菇

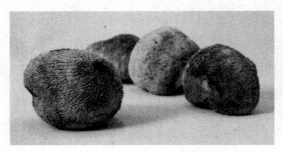

中国人说起美食，总离不开"山珍海味"，说起山珍，就不能不提猴头菇。猴头菇与燕窝、海参等，已经成为中国古代文学作品中，饮食华美、考究、精致甚至奢华的代名词。

三国时，孙吴的沈莹在《临海水土异物志》中记载道："民皆好啖猴头美"，说明至少在汉朝末年，猴头菇就已经被当作美食的代表了。元代的《饮膳正要》、明代的《本草纲目》和《农政全书》都有关于猴头菌的专门记述。

根据史料记载，乾隆皇帝酷爱猴头菇，外出巡游时还要带上专门做"猴头肴"的御厨。曾在慈禧身边担任过女官的德龄在《御香缥缈录》（又名《慈禧后私生活实录》）中也记载慈禧非常爱吃猴头菇，四川的官员送猴头菇进宫时，"总是每两个猴头装一锦匣，锦匣常用极好的黄绸做衬托"，极尽富丽堂皇之能事。有友人送给鲁迅先生一盒猴头菇，鲁迅先生还专门在日记中写道："猴头闻所未闻，诚为珍品，拟俟有客时食之。"

　　猴头菇为担子菌纲齿菌科植物猴头菇的子实体，野生猴头菇主要产于黑龙江大小兴安岭、吉林省林区及河南伏牛山等地区，内蒙古、西藏、四川、云南、贵州等地也有少量出产。在东北，猴头又叫"对儿蘑""对脸蘑"或"鸳鸯对口蘑"。当地传说猴头菇有雌、雄之分，树干这面长一只，它的背面也一定会长一只。有的地方则传说，东边山头长了一只，西边山头也一定会有一只"蹲"在那里。这也许就是为什么四川官员给慈禧进贡猴头菇时要"每两个猴头装一锦匣"的缘故了。盛产猴头菇的地方还传说，凡是生长猴头菇的地方，山神都要派虎狼来守护，因此又称猴头菇为"虎守蘑"。

　　野生猴头菇对生长环境的要求极为严格，人们必须深入到深山老林中才有可能"一亲芳泽"，由于产量稀少，野生猴头菇便成了老百姓难闻难见的"神物"。近年来，由于生物技术的突飞猛进，人工栽培的猴头菇大量上市，使得昔日的贡品山珍终于"飞入寻常百姓家"。

二 ▶ 猴头菇的营养价值

干猴头菇营养成分（每100g）

营养成分	含量	营养成分	含量
蛋白质	26.3g	粗纤维	6.4g
碳水化合物	4.49g	维生素 B_1	0.69mg
铁	18mg	维生素 B_2	1.89mg
磷	865mg	胡萝卜素	0.01mg
钙	2mg		

猴头菇营养丰富，据分析，每100g猴头菇可食部分中，蛋白质含量为26.3g，是香菇、木耳的2倍，平菇的3倍，银耳的5倍，且明显高于蛋、奶中的蛋白质含量，故而有"素中荤"的美称；维生素B_1含量为0.69mg，是香菇的10倍，明显高于一般米面的含量；维生素B_2含量为1.89mg，比一般米面、蔬菜高出近30倍。另外，猴头菇中还含有16种氨基酸，其中7种氨基酸是人体不能合成，必须从食物中摄取的。猴头菇还含有挥发油、多肽、多糖和脂族的酰胺物质等。猴头菇是体弱多病者用来滋补强身的佳品，自古就有"多食猴头、返老还童"之说。

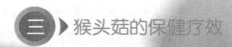

三 ▶ 猴头菇的保健疗效

★ 猴头菇是治疗胃溃疡的良药

动物实验表明，猴头菇提取物对消炎痛诱发的溃疡、幽门结扎诱发的胃溃疡和醋酸诱发的慢性胃溃疡均有不同程度的抑制作用。临床研究表明，猴头菇提取物治疗胃溃疡的总有效率为93%。猴头菇健胃补虚，兼具止痛之功，可广泛应用于各个类型胃痛的食疗中。

★ 猴头菇是抗胃癌的佳肴

猴头菇中含有的猴头菌多糖具有明确的抗肿瘤的作用。其抗癌的作用机制不同于现有抗癌药物的作用，并不是直接杀伤癌细胞，而是刺激机体免疫并提高机体本身的抗病能力而达到抑制癌细胞生长的目的，并可抑制癌细胞增殖和转移。

★ 猴头菇是保护肝脏的美食

研究表明，猴头菇的菌丝中的提取物是治疗肝炎的有效成分，对慢性乙肝疗效可达32%。有人对106例反复治疗不愈的乙肝患者进行临床治疗观察。患者连续服用猴头菇菌丝体提取物3个月后，表面抗原转阴率为9.43%，滴度降低者为22.64%，总有效率为32.07%。

⭐ 猴头菇具有提高机体耐缺氧能力、抗衰老的作用

研究表明，猴头菇的提取物可通过提高机体耐缺氧能力而促进神经生长因子（nerve growth factors，NGF）的合成，是治疗智力衰退、神经衰弱等诸如早老性痴呆及自主性神经衰退的良药。

⭐ 猴头菇是降血糖、降血脂的良药

研究表明，猴头菇提取物对糖尿病有预防和治疗作用，同时还有一定的降血脂功能。

四 ▶ 猴头菇养生菜

猴头汤

健胃补虚，适合胃部常隐痛的人群

主　　料：猴头菇30g。

调　　料：盐。

烹制方法：1. 将猴头菇发好，洗净，切成小块。

　　　　　2. 将猴头菇块放入砂锅内，加清水适量，煮1个小时左右。

　　　　　3. 加盐适量即可。

功　　效：1. 健胃补虚：胃腑以通为顺，以通为补，保持胃肠道的通畅就是对胃肠道最好的补养方法之一。

2. 以胃脘部隐痛为主要表现的患者适用本方。

猴头炖母鸡

健胃补虚，适合胃溃疡、胃癌患者或具胃癌高发因素者

主　　料：猴头菇30g、老母鸡1只。

辅　　料：姜、葱花适量。

调　　料：盐。

烹制方法：1. 将猴头菇发好，洗净，切成小块；母鸡洗净，切块。

2. 老母鸡加姜、清水炖煮，加入猴头菇，炖煮1小时左右，加盐适量即可。

3. 适当加入葱花调味。

功　　效：1. 表现为困倦、头晕、心悸、失眠的胃溃疡、胃癌患者或具胃癌高发因素者适用本方。

2. 老母鸡性温，具有大补精血的作用，配合猴头菇可以补益脾胃之气血，起到健胃补虚的作用，对以虚寒证为主要表现的胃溃疡患者或具胃癌高发因素者均适用。

3. 虚寒证胃溃疡的表现：胃脘隐痛，得热则减，食冷加重。神倦乏力，面白少华，手足冰冷，大便溏稀。

猴头乳鸽煲

补肾，益气，养血

主　　料：猴头菇30g、乳鸽1只。

辅　　料：姜、葱花适量。

调　　料：盐。

烹制方法：1. 将猴头菇发好，洗净，切成小块；乳鸽洗净，切块。

2. 乳鸽加姜、清水放置在砂锅内炖煮，加入猴头菇，炖煮1小时左右，加盐适量即可。

3. 适当加入葱花调味。

功　　效：1. 表现为胃胀、反酸、腰膝痠软的胃溃疡、胃癌患者或具胃癌高发因素者适用本方。

2. 乳鸽性平，味咸，入肾经，具补肾、益气、养血之功。

3. 肾者胃之关：肾为先天之本，统管一身之水火。肾脏功能的虚弱会影响胃肠道的功能，本方选乳鸽补肾益精，配合猴头菇健胃益气，对有肾虚表现的胃痛患者有明显的辅助治疗作用。

猴头竹荪老鸭锅

清热养阴，糖尿病患者适用

主　　料：猴头菇30g、竹荪15g、老鸭半只。

辅　　料：姜、葱花适量。

调　　料：盐。

烹制方法：1. 将猴头菇、竹荪发好，洗净，切成小块；老鸭洗净，切块。

2. 老鸭加姜、清水放置在砂锅内炖煮，加入猴头菇、竹笋，炖煮1小时左右，加盐适量即可。

3. 适当加入葱花调味。

功　　效：1. 表现为多食、易饥、汗多等症状的糖尿病患者适用。

2. 竹荪味甘，微苦，性凉，入脾、胃经。具有补气养阴、润肺止咳、清热利湿的功效。老鸭性凉，味甘，具有滋阴、养胃、利水的功效。

3. 糖尿病大致相当于中医的消渴病，以阴虚内热为主要病机。竹荪配合老鸭可起到清热养阴的作用，加之猴头菇的补肺胃、降糖之功，是糖尿病患者有效的食疗菜品。

饮食宜忌

宜　✓　猴头菇宜配合养阴、清热食物如百合、芹菜等搭配食用；忌与辛辣、刺激性食物相搭配，如辣椒、韭菜等。

体质偏于阴虚者适宜食用猴头菇，阳虚体质或寒象较重者需搭配温热食物同食。

⭐ 猴头菇的选择

选猴头菇要选"四个一点儿"：个头稍微大一点儿，根小一点儿，毛长一点儿，颜色黄一点儿。

具体来说，首先看外表：要看猴头菇有无虫洞和腐烂变质；第二步看形状：从猴头菇的形状上来看，要尽量挑选头大柄短，菌刺长的，因为只有符合这些特征的菇体才是生长完全、养分和水分吸收充分、发育较好的猴头菇；第三步：看猴头菇的颜色，好的猴头菇颜色微黄，如果品质差的菇体灰暗偏黄，再看表面有细小的粉状，用手感觉一下分量比较轻，说明猴头菇孢子已经完全散发出来，此时，猴头菇就带苦味了。

⭐ 水发猴头菇的方法

第一步，将猴头菇洗净，放在清水中浸泡30分钟，再放入沸水锅中，加入适量食用碱，用小火慢慢煮至猴头菇发透，没有硬心，用清水先漂洗后冲洗，直到去净碱味。第二步，将猴头菇洗净，加入清水锅中，用小火焖煮1小时，然后加入高汤或油脂，继续煮至猴头菇发透。或者将猴头菇洗净，将猴头菇加汤入笼蒸至无硬心，再用水泡发。

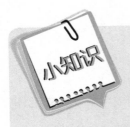

胃溃疡病人日常须知

胃溃疡的症状

胃溃疡的症状主要表现为上腹部的不适或疼痛。绝大部分人还可出现各种消化不良的表现，但也可能无任何症状。常见的消化不良表现主要有上腹胀、嗳气、反酸、胸骨后烧灼感、恶心、呕吐、纳差等。其中恶心、呕吐频繁出现多提示溃疡处于活动期。部分胃溃疡患者还有多汗、失眠等自主神经功能紊乱症状。

胃溃疡疼痛特点

慢性过程：慢性经过，多数患者上腹部不适感可长达几年或十几年。

周期性：大多数患者病情反复发作，并且发作期与缓解期随季节变换、情绪波动、精神紧张、饮食不调或服用与发病有关的药物等因素的变化互相交替出现。发作期可达数周甚至数月，缓解期可长至数月或几年。

节律性：溃疡疼痛的机制主要与过多的胃酸分泌刺激溃疡面有关，故疼痛与饮食之间具有规律性。胃溃疡疼痛多在餐后半小时出现，持续1~2小时，逐渐消失，再次进餐后疼痛重复出现上述规律，如此反复循环。

疼痛的部位：胃溃疡疼痛多位于剑突下（即通常所说的心窝）正中或偏左，疼痛范围一般较局限，局部可有压痛。但是疼痛的部位，并不一定就是溃疡所在的部位。当溃疡深达浆膜层或为穿透性溃疡时，疼痛可扩散至胸部、上腹或背部等身体其他部位。

疼痛的性质与程度：胃溃疡的疼痛通常被描述为饥饿样不适感、隐隐作痛、钝痛、嗳气、压迫感、灼痛或剧痛、钻疼、刺痛等。不同的人或不同的时间疼痛可能轻重不一。

中医对胃溃疡的认识

根据胃溃疡的临床症状，其大致属于中医"胃痛"的范畴。根据疼痛性质的不同，一般分为以下几类。

寒痛：胃脘疼痛伴胃脘部寒冷感，得温热则痛减，多为寒凝胃痛。平时多吃羊肉、猪肚、生姜、胡椒、韭菜、小茴香等健脾暖胃的食物。忌食西瓜、猕猴桃、梨等性质寒凉、易损脾胃阳气的食物。

灼痛：胃脘疼痛伴胃脘部烧灼感，得凉则痛减，多为湿热胃痛。少吃牛肉、羊肉、狗肉。多吃南瓜、金针菜、鲫鱼、玉米。

胀痛：胃脘疼痛伴胃脘部饱胀感，嗳气或矢气后痛减，多为气滞胃痛。平时应保持心情舒畅，可按揉太冲穴（位于足背侧第一、二趾骨结合部之前凹陷处）。平时可多食猴头菇、包菜、藕、山楂、菠菜等。

刺痛：胃脘部疼痛如针刺或刀割，多为瘀血胃痛。

隐痛：胃脘部隐隐作痛，得按则痛减，多为气虚胃痛。平时应当忌食以下食物：萝卜、山楂、金橘、槟榔、柿子、胡椒、薄荷。

得了胃溃疡怎么办？

应注意保持乐观的心态，养成良好的生活习惯，合理饮食，积极配合治疗，只有这样才能最大程度地预防溃疡的发作。具体而言，应注意如下几点。

注意休息，调整心态，避免过度焦虑与劳累；戒烟戒酒，规律饮食，定时定量、细嚼慢咽；避免食用刺激性食物，如咖啡、浓茶、辣椒等；少食过甜、过酸的食物及水果，如橘子、凤梨等；少食油炸、腌制、生冷食物；少食易胀气的食物，如红薯、藕、土豆等。

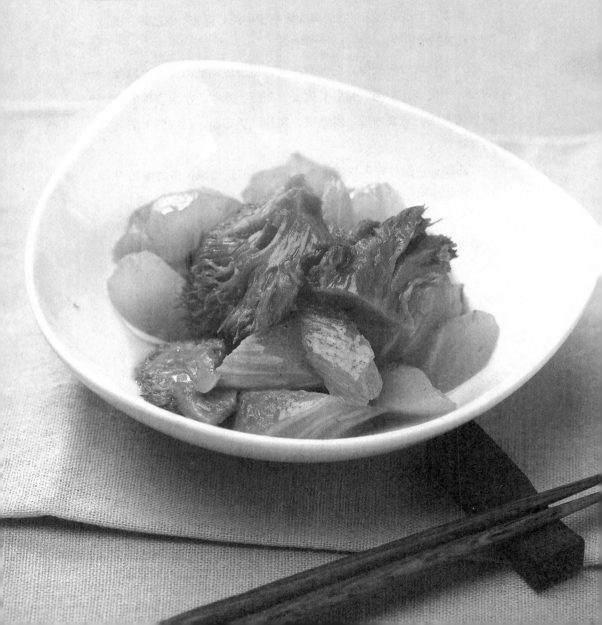

~竹　荪~
雪裙仙子下凡尘，健脾化痰清香存

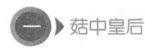

竹荪，又叫竹参、竹笙，是世界上著名的珍贵食用真菌，它多生长在竹林里的腐竹根上，有些阔叶树林的地上也有出现。竹荪在真菌学分类中隶属于担子菌纲无隔担子菌亚纲鬼笔目鬼笔科竹荪属。它全身由三部分组成：菌蛋、菌柄和顶装盖，盖部四周重挂的网络状裙带，由紫、白、黑三色组成，宛如身穿白裙、头戴紫帽、脚着黛靴的下凡仙女，正是由于它色泽雪白、菌裙漂亮、清香袭人，所以又被誉为"雪裙仙子""真菌皇后"。

竹荪是一种世界性的菌类，在我国，竹荪主要出产在云南、四川、贵州三省。我国人民对竹荪的认识最早，食用历史悠久。历史上，竹荪历来被认为是珍奇稀罕之物，作为南方贡品，只有皇帝才有幸品尝。据传，清光绪年间，慈禧太后为求长生不老之药，派出亲信遍访天下，好不容易觅得"僧竺蕈"若干。所谓"僧竺蕈"，即竹荪。慈禧太后动用官兵三千人，费时九个月才得长裙竹荪1.5kg，平均每人才找到0.5g，其珍贵程度可想而知。竹荪不仅在古代是帝王将相享用的珍品，而且在中国外交史上也充当了重要的外交使者。20世纪70年代，中美关系解冻及至建交，是整个中国外交史上最重要的事件之一。对于前来实现"中美破冰"之旅的尼克松，周恩来总理非常重视，对菜谱、菜单设计等事务都亲自过问，礼宾标准也由他最后核定。周恩来在人民大会堂举行国宴，款待尼克松，当时是周氏国宴标准"四菜一汤"：芙蓉竹荪汤，三丝鱼翅、两吃大虾、草菇盖菜、椰子蒸鸡。其中竹荪肉嫩、洁白，比白玉更润滑爱人，它的鲜美可口引得尼克松连声赞赏，国务卿基辛格也竖起拇指说："这是你们中国的白珍珠。全世界最权威的《大不列颠百科全书》，也还没来得及记载。"

不仅尼克松访华时国宴上有竹荪，而且英国伊丽莎白女王访华时国宴上也有竹荪，当时的国宴中的"推沙望月汤"就是用竹荪和蛋黄做的。以竹荪为原料可烹制出大量名菜名汤，素为国内外人民所喜爱。由此看来，我国人民把竹荪称之为"菌中珍品""菌中皇后""山珍之王""京果之王"就不足为奇了。

 ## 竹荪的营养价值

竹荪菌体可食，为名贵食用菌，食用须去掉菌盖和菌托。竹荪其质地洁白细嫩，味道鲜美可口，不仅可以为主素食，而且可以配搭荤料。烧、炒、焖、扒、酿、烩、涮乃至做汤等多种烹饪方法，竹荪都适宜。竹荪还

鲜竹荪营养成分（每 100g）

营养成分	含量	营养成分	含量
维生素 A	8mg	钙	55mg
维生素 B_1	0.03mg	铁	12.1mg
维生素 B_2	0.06mg	钾	567mg
维生素 B_{12}	1.4mg	钠	68.9mg
维生素 D	5mg	铜	4.32mg
维生素 E	1.2mg	镁	134mg
胡萝卜素	0.4mg	锌	3.21mg
泛酸	12μg	硒	3.1mg
烟酸	0.8μg		

有一种特殊功能，"与肉共食，味鲜防腐"。用它做的菜，吃不完放几天也不会坏，民间索性在菜里放一朵竹荪，当作防馊防腐剂。究竟是什么成分在起作用，目前尚不清楚。

竹荪不仅味道鲜美，而且营养价值也很高。据测定：竹荪含粗蛋白20.2%，粗脂肪2.6%，碳水化合物38.1%，还含有多种氨基酸，特别是谷氨酸的含量特别丰富，竟高达1.76%，比任何一种食用菌都高。竹荪还含有多种矿物质和维生素，这些物质都是人体所必需的。因此，它不仅是一种上好的调味品，更是一种营养丰富的食品。

三 ▶ 减肥之菇

竹荪从形态上看呈网格状，质软渗透，好像腹腔的网膜，易于吸附油脂，所以竹荪产地的人说竹荪有"刮油"的作用，用近代医学的观点来看，就是竹荪属于生理碱性食品，能降低中老年人的脂肪酸，减少腹壁脂肪贮积，对高血压、高胆固醇、肥胖的患者非常适合。

人们都说竹荪有很好的消脂减肥的作用，竹荪为何可以减肥呢？其实这从中医理论上是很好理解的。中医认为，肥胖的形成与先天禀赋、过食肥甘、疏于劳作、七情过度、脾胃虚衰，最终导致痰湿积滞密切相关。

所以肥胖的朋友不仅要牢记"低油、低糖、低盐、高纤维"的健康饮食原则，还应多吃些健脾化痰祛湿的食物，而竹荪就是减肥降脂的佳品。

四 ▶ 竹荪养生菜

竹荪食用方法多样，可以做成竹荪排骨汤、竹荪银耳汤等菜品。

下面给大家推荐一道改善痰湿体质，有利于减肥的药膳：

榆耳竹荪汤

脾虚肥胖者

主　　料：水发竹荪50g，水发榆耳50g，上汤1000g，二汤500g。

辅　　料：水发草菇25g，冬笋10片，菜心10条。

调　　料：味精、白糖、精盐、猪油、胡椒粉各适量。

烹制方法：榆耳、竹荪分别片成片，和草菇一起洗净，在沸水锅内焯一下
捞出。炒锅上火，加入猪油、二汤，将榆耳、竹荪、草菇、笋
片、菜心下锅，煨一煨捞起，放入碗内。随后将上汤入锅，加
入精盐、味精、白糖、胡椒粉，烧开后倒入碗内即成。

功　　效：五种彩色，爽脆嫩滑。能够健脾化痰，消脂轻身。

竹荪冬瓜排骨汤

养阴润燥

主　　料：水发竹荪50g，猪大排500g，冬瓜200g。

辅　　料：葱5g，生姜3片。

调　　料：盐、胡椒粉适量。

烹制方法：1. 排骨洗干净后放清水中泡去血水，后冷水入锅焯净血水，
然后用流水冲去浮沫。

2. 排骨重新放入锅内，加入足够的清水和姜，大火烧开后改小
火炖1个小时。

3. 将冬瓜去皮切小丁，泡好的竹荪洗干净切成小段。

4. 排骨汤炖1个小时后，放入冬瓜丁和竹荪，大火烧开后改小火炖10分钟左右，放盐和胡椒粉调味即可。

功　　效：竹荪、冬瓜都是性偏寒凉之品，本道菜品尤其适合初秋时天气燥热之时食用。

 一般人群均可食用。肥胖、脑力工作者、失眠、高血压、高血脂、高胆固醇患者、免疫力低下、肿瘤患者最宜常食。

 竹荪性偏凉，久病不愈、长期慢性腹泻的人不宜食用。有怕冷、小便清长、食欲不振等身体虚寒的患者也要慎用。

★ 挑选竹荪小窍门

竹荪由两部分组成，竹荪裙网和连接裙网的柄杆组成。品质好的竹荪裙网较粗，品质差的裙网较细，当然口感也不同。

从竹荪柄杆看，好的柄杆皮细纹路紧密，肉质较厚，差的纹路疏松，甚至柄杆成蜂窝眼状。要注意挑选朵大肉厚、颜色偏黄的，这种竹荪是自然烘烤而成的，自然醇香，味道清甜。颜色过白的可能是用硫黄熏过的劣质竹荪，闻起来味道刺鼻，口感酸涩，不宜选购。

★ 贮藏小常识

一般竹荪的储存时间非常短暂。一个月后就会慢慢变黄，样子很难看。再久一点就会蔫掉，变碎，好像散了架似地，提不起来。即使放在冰箱的保鲜柜里也是会被氧化掉，所以最好能够将竹荪冷冻起来，这样才会使竹荪持久保鲜。

什么是痰湿？

我们都知道咳嗽时会咳痰，这个痰是有形的痰，而其实肥胖的人体内充满着我们看不到的"无形之痰"，它就好比人体本该代谢出去的废物，由于各种原因排不出去而停留在体内，脂肪具有"痰"的污秽、黏滞、稠厚的特征，它是聚积在体内的水湿中的污秽部分凝聚而成，因为痰是流动性较强的，所以脂肪也像痰一样，堆积在腹部、四肢，形成形体的肥胖；也可以停留在肝脏、血管、皮下、造成脂肪肝、动脉硬化、脂肪瘤等看不见的肥胖。所以中医有"肥人多痰"之说。

那这痰又是怎么产生的呢？为什么它就排不出去了呢？答案是推动痰运行的原动力不足了，这个原动力就是我们的脾胃。脾胃主管消化吸收，化生气血。如果脾气虚了，脾对食物的运化不足，导致痰湿在体内聚积，从而产生肥胖，所以也有"肥人多气虚"之说，这也是为什么很多胖人看起来并不是精力充沛，而是懒懒的，经常气短乏力的原因。

特别注意的是有两样东西最会引起肥胖，一个是油腻的食物，一个是甜食。这两样中医上叫"肥甘之品"，最容易影响脾胃运化功能，吃它们容易长胖生脂肪就可以理解了。还有一部分人，生来就偏于肥胖，就如《灵枢·阴阳二十五人》中指出："土形之人，……其为人黄色，圆面，大头，美肩背，大腹，美股胫，小手足，多肉"。这就属于中医说的"痰湿体质"，这种体质的人往往身体较笨重，走路声响大，平时不爱动，喜欢吃甜味或口味重的东西。痰湿体质的人舌苔较重，不是白腻，就是黄腻；大便黏滞，小便浑浊、发黄；常觉头晕头重，想睡觉。痰湿体质虽然有遗传的因素，但形成这种体质都与后天的生活习惯有紧密的关系。

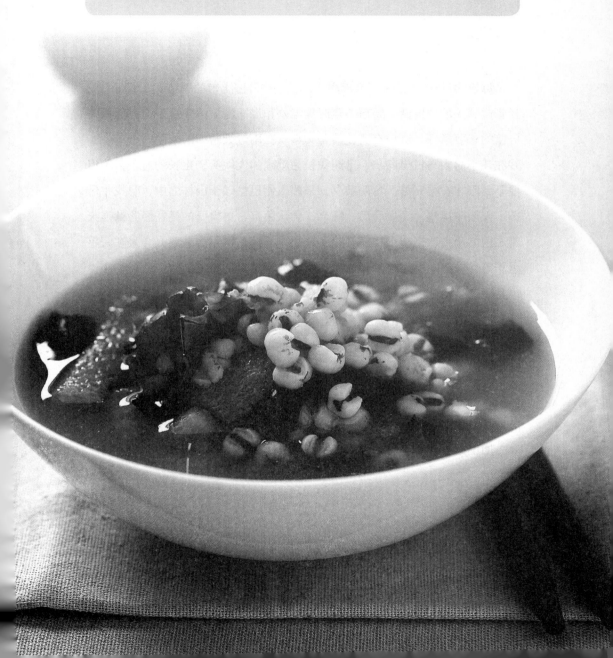

~牛肝菌~
山珍翘楚牛肝菌，提神舒筋祛风寒

 养血和中牛肝菌

每年的7月份，云南正值雨季，也正是牛肝菌上市的季节，人们可以吃到新鲜味美的牛肝菌。晴雨不定时的温差和温润潮湿的环境是造就优质牛肝菌的必要条件，这种有灵性的美味喜欢在雨过天晴前的黎明时分萌生，并在几小时内与日出同步，迅速成长为肥硕的大块头，生长的过程恨不得要不眨眼才看得完整。黎明前夕，采菌人便已忙碌于山林之中，寻找牛肝菌不仅要碰运气，还要懂山、懂水、会认菌窝，更重要的是凭经验认准天晴之前的雨夜，提前上山搭好帐篷守候牛肝菌。别以为采菌人会呆在帐篷里干等，帐篷只是用来临时遮风挡雨和放置工具的。采菌生活对他们来说也是见证生命的过程，有时在菌窝边一蹲就是半宿，看着树边湿漉漉的松毛和覆盖着腐败落叶的泥土，盼着菌儿破土而出的那一瞬间。看着牛肝菌在接下来几小时内生长、变化、成形的过程，感受并见证大自然神奇的生命力，实在是令人感动的一种经历。

云南省各地的群众喜爱采集鲜牛肝菌烹调食用，西欧各国也有广泛食用白牛肝菌的习惯，除将新鲜采来的牛肝菌做菜外，大部分可以切片干燥，加工成各种小包装，用来配制汤料或做成酱油浸膏，也可以制成盐腌品食用。

牛肝菌肉质肥厚，类似牛肝，故名牛肝菌，是名贵稀有的野生食用菌，为"四大菌王"之一。

牛肝菌类是牛肝菌科和松塔牛肝菌科等真菌的统称，牛肝菌的种类繁多，其中除少数品种有毒或味苦而不能食用外，大部分品种均可食用。根据其颜色不同主要有白、黄、黑牛肝菌。其中，白牛肝菌味道鲜美，营养丰富，菌体较大，肉质肥厚，柄粗壮，食味香甜可口，是一种远近闻名的食用菌。

现代研究表明牛肝菌含有多种有用的生物碱，可治腰腿疼痛、手足麻木、四肢抽搐以及妇女白带异常等病症；其中的一些多糖和碱性蛋白质成分可抗肿瘤、病毒，调节人体的免疫功能。牛肝菌的多糖可以促进机体中枢免疫器官胸腺和脾的健康，提高机体的免疫力，有抗衰老的功效，是一种珍贵的药物资源。

牛肝菌味辛，性平，除了味道鲜美可口外，它所具有的药用价值也不可忽视。明代《滇南本草》记载牛肝菌"清热解烦，养血和中"。中医认为牛肝菌对缓解贫血、体虚、疲劳头晕、耳鸣有很好的疗效。

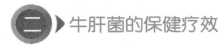 牛肝菌的保健疗效

牛肝菌的营养成分大致介于肉类和果蔬之间，肉类虽然富含蛋白质，但却也因高脂肪和高胆固醇而使得消费者犹豫再三、裹足不前，而食用牛肝菌则不用如此苦恼；与一般常见果蔬比较，牛肝菌所含的蛋白质约是它们的3至6倍，加上其本身含有高量纤维质，实为一种不可多得的健康食品。气和血是中医学中维持人体生命活动的物质基础，如果由于营养不良、消耗过多或失血等原因，引起体内阴血亏损，就会出现血虚的症状，如面色萎黄、心悸失眠、脱发、皮肤干枯、大便干燥等缺乏濡养的表现。牛肝菌中富含维生素B_2，含有人体必需的8种氨基酸，还含有腺嘌呤、胆碱、腐胺等生物碱，营养丰富，具养血和中的功效。可以增强体质、缓解疲劳、濡润脏腑。

这么多功效的牛肝菌把完美的口味、丰富的营养与珍贵的药用价值合而为一，而且是天然食材，必将以其独特的天然绿色食品身份闪亮于餐桌间。

需要注意的是，牛肝菌中的魔牛肝菌有毒，食后可导致呕吐、腹泻和

肠痉挛，但经煮沸后，毒素可因高温而分解，因此，魔牛肝菌必须高温加热后食用。

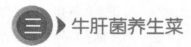

三 ▶ 牛肝菌养生菜

牛肝菌含有丰富的蛋白质，不仅营养丰富，最重要的是烹调后口味异常鲜美，是吃惯肉类之外的别样美味，是真正不可多得的桌上佳肴。用之烧炒，则成菜口感顺畅，味道鲜美；用之煲汤，则菌香溢四座，香郁爽滑。下面介绍几种牛肝菌的做法：

排骨菌菇汤

各种虚人咳嗽

主　　料：肋排骨500g、牛肝菌30g。

辅　　料：苦杏仁5g，生地10g。

调　　料：姜4片，黄酒3g、精盐、高汤。

烹制方法：1. 排骨冲净血水后入炖盅。

2. 牛肝菌切片、洗净入炖盅。

3. 将洗净的生地、杏仁、姜片、黄酒、备好的高汤注入盅内。

4. 隔水大火烧煮20分钟后，关小火慢炖2~3小时，加少许盐调味即可。

功　　效：牛肝菌清热祛寒，配以养阴生津之生地、润肝止咳之杏仁，尤适于秋令感受燥邪体虚而咳嗽痰喘者。大便溏泄者，则不宜食用。

烧牛肝菌

适合贫血者

主　　料： 白牛肝菌（干）150g，猪里脊肉200g。

辅　　料： 青椒15g，柿子椒15g，姜3g，大蒜5g。

调　　料： 豆瓣酱、胡椒粉、料酒、味精、盐、植物油各适量。

烹制方法： 1. 猪肉洗净，切片，控干水分；青、红椒分别洗净后去蒂去
籽，切菱形片。

2. 牛肝菌洗净、改刀，在沸水中焯一下后捞出，控干水分；青
红椒也焯一下。

3. 锅内倒油烧热，放入姜片、肉片翻炒；加豆瓣酱、水、牛肝
菌用中火烧热至开锅。

4. 加盐、味精、胡椒粉、料酒翻炒均匀后，加青红椒丝略炒后
盛出即可。

功　　效： 牛肝菌含铁较高，适合贫血者常食。用铁锅烹炒更佳。

牛肝菌的鉴别

在我国，牛肝菌以云南山区所产质量最佳，最受广大食客青睐。常见
可食用的牛肝菌有白、红、黄3种。白色的又名美味牛肝菌，也称大脚菇、
白牛肝菌，食用起来相对较安全。红色的又名"见手青"，因受伤的部位会
变为青色而得名。云南本地人比较爱吃"见手青"，因为它的味道较另两种
有更加浓郁的酱香，不过也略带毒性。"见手青"种类繁多，形状又很相近
似，有的触碰受伤之后不变色是有毒的，有的触碰变色却又是没毒的，因
此，很难识别。

　　这种毒性都是可以通过加热而化解的，现在这种知识已经普及了，而在过去，饭店、食堂都不允许做牛肝菌，因为需求量大时不易把握火候，炒不熟或糊了都有可能会产生毒素，只有几家特别许可的餐厅才有权利做。现在好了，有比较简单的方法，只要在切片时保证菌片的薄厚均匀，多放些蒜，加热超过15分钟，在炒制时多翻动，每锅只炒一盘，保证分量适中，就可保食用安全了。

　　切记！牛肝菌忌与其他菌类混合烹饪，否则可就容易中毒了。

　　按牛肝菌的体积大小、菌伞的开放程度进行分类，可分为幼菇、半开伞菇、开伞菇等类别。半开伞也叫半开朵，味道是最鲜美的；开伞菇就有些老了；而菌伞脱落的，弹性、韧性不强的就不能食用了，食用变质的蘑菇很危险。

★ 牛肝菌的保存

　　家庭储藏牛肝菌推荐使用晾晒脱水的储藏方法：

　　晴天上午摆片干晒，干晒时要随时翻动菌片，使每个菌片均匀接受阳光照射，在太阳落山前收回，摊放在室内。菌片不能在室外过夜，如果黏附露水会导致菌片变黑变质，也不允许晒至中途遭受雨淋，最好在当天晒干。晒干的牛肝菌菌片经回软之后，用食品袋封装，然后用纸箱包装，严禁挤压。选择阴凉、通风、干燥和无虫鼠危害的库房贮藏。

　　市场上销售的脱水牛肝菌，都是根据牛肝菌菌片的色泽、菌盖与菌柄是否相连等外观特征进行分级包装的。出口的产品可分为4等级。一级菌片：白色、菌盖与菌柄相连，无碎片、无霉变和虫蛀；二级菌片：浅黄色，菌盖与菌柄相连，无破碎、无霉变和虫蛀；三级菌片：黄色至褐色，菌柄与菌盖相连，无破碎、无霉变和虫蛀；四级菌片：色泽深黄至深褐色，允许部分菌盖与菌柄分离，有破碎、无霉变和虫蛀。剩下的为等外品。

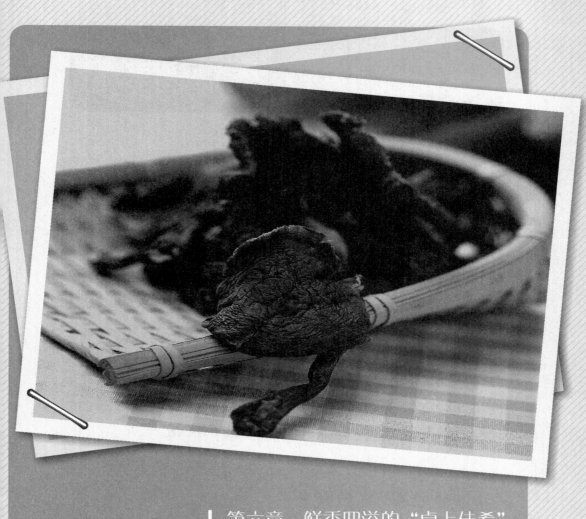

第六章　鲜香四溢的"桌上佳肴"

Chapter
Six

★ 榛蘑
★ 香菇
★ 鸡枞菌
★ 鸡腿菇
★ 杏鲍菇

~榛 蘑~
营养丰富味鲜美，药食两用自古传

一 ▶ 东北三宝之一：榛蘑

榛蘑，为真菌植物门真菌蜜环菌的子实体。榛蘑7~8月生长在针阔叶树的干基部、代根、倒木及埋在土中的枝条上。一般多生在浅山区的榛柴岗上，故而得名"榛蘑"。榛蘑味道鲜美，滑嫩爽口，在东北，最著名的一道菜"小鸡炖蘑菇"中，所选用的蘑菇就是榛蘑。榛蘑不仅食用，还可药用。它可用来栽培名贵药材——天麻。

天麻在栽培过程中主要营养来源是分解蜜环菌提供的营养，如果缺少与其共生的蜜环菌菌索，则天麻的块茎将逐年退化。因此，榛蘑也具有天麻的一部分功效。榛蘑味甘温，具有祛风活络，强筋壮骨的作用。但它本身又是营养丰富，味道鲜美的食品，作用比天麻更为广泛。

二 ▶ 榛蘑的营养价值

榛蘑富含大量钙、磷、铁等微量元素和氨基酸，营养成分是一般蔬菜的十几倍。它本身富含油脂，使所含的脂溶性维生素更易为人体所吸收，对体弱、病后虚赢、易饥饿的人都有很好的补养作用。榛蘑的维生素E含量丰富，能有效地延缓衰老，防治血管硬化，润泽肌肤的功效。榛蘑本身有一种天然的香气，具有开胃的功效，丰富的纤维素还有助消化和防治便秘的作用。榛蘑具有降低胆固醇的作用，避免了肉类中饱和脂肪酸对身体的危害，能够有效地防止心脑血管疾病的发生。

干榛蘑营养成分（每100g）

营养成分	含量	营养成分	含量
脂肪	5.2g	膳食纤维	10.4g
碳水化合物	75.9g	维生素E	3.34mg
纤维素	5.8g	维生素A	7mg
粗蛋白	11.4g	钾	2.5g

经常食用野生榛蘑，可以防止皮肤干燥，并可抵抗某些呼吸道及消化道感染疾病。像有的人长期挑食，饮食中缺乏维生素A或因某些消化系统疾病影响维生素A的吸收，会导致使视网膜杆状细胞没有合成视紫红质的原料而造成夜盲。此时多吃些榛蘑，对预防视力减退、夜盲也很有效果。

榛蘑含有人体必需的多种氨基酸和维生素，经常食用可加强机体免疫力，延年益寿。

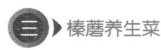 榛蘑养生菜

小鸡炖榛蘑

补益气血，适合虚弱人群

主　　料：榛蘑50g、鸡1只。

辅　　料：葱、姜。

调　　料：盐、酱油、料酒、糖。

烹制方法：1. 榛蘑温水泡发，洗净，撕成大小适中的条块。鸡去毛去内
　　　　　　　脏、洗净、切块，放入沸水锅中焯一下，撇去浮沫备用。

　　　　　2. 锅内放入鸡块和适量水，大火烧开，加入酱油、料酒、
　　　　　　　糖、葱、姜，用小火把鸡炖至八成熟，加入榛蘑炖至鸡肉熟
　　　　　　　烂，放盐，出锅即成。

功　　效：鸡肉具有温中益气、补益虚羸的功效。榛蘑含有丰富的蛋白
　　　　　质、氨基酸、微量元素等，可为人体提供丰富的营养成分。二
　　　　　者相配，老少皆宜，具有强壮补益之功。

菌菇豆腐汤

清香开胃，解毒润燥

主　　料：榛蘑50g、香菇30g、豆腐300g。

辅　　料：葱、姜。

调　　料：盐、鸡精、香油、高汤。

烹制方法：1. 榛蘑温水泡发，洗净，豆腐切块，香菇切花刀。

　　　　　2. 放入砂锅加高汤烧开。

　　　　　3. 加入盐、葱段、姜片、鸡精，炖10分钟。

　　　　　4. 点少许香油，出锅即可。

功　　效：豆腐性味偏凉，可以补脾益胃，清热解毒润燥。与榛蘑、香菇
　　　　　配合，清淡鲜美，营养丰富，香气四溢。适用于胃口不开，食
　　　　　欲不振的人群。

榛蘑炖猪蹄

○ 润脏滋阴，补益气血

主　　料：榛蘑50g、猪蹄300g。

辅　　料：葱段、姜片、花椒、大料、冰糖。

调　　料：盐、料酒、酱油。

烹制方法：1. 榛蘑温水泡发，洗净。

2. 猪蹄去毛洗净、加水，加入料酒、葱段、姜片、猪蹄，烧开
后煮15分钟左右捞出，以祛除异味。

3. 锅内放油烧热，放少许冰糖炒至融化成红色，放入猪蹄翻
炒上色。

4. 加葱、姜、花椒、大料、料酒、酱油、水，大火烧开，用小
火把猪蹄炖至八成熟，加入榛蘑炖至猪蹄熟烂，放盐，出锅
即成。

功　　效：猪蹄中含有丰富的胶原蛋白，补益气血，滋阴增乳、滑润肌
肤。与榛蘑配合，有美容养颜，增长气力之功。

 一般人群皆可食用，尤适于疲劳、虚弱，用眼过度的人群。

 榛蘑含钾量非常高，因此，肾功能不全及高钾血症的患
者不宜食用。

★ 榛蘑的选择

榛蘑呈伞形，淡土黄色，老后呈棕褐色。挑选榛蘑时，榛蘑伞有龟裂，但没完全散开，而且香味浓郁的就是好的榛蘑。辨别陈年的榛蘑最好的办法就是掰开蘑菇梗，里面白色的就是当年的，颜色很深的就是陈年的。

★ 榛蘑的保存

应密封保存在干燥阴凉的地方，加一点花椒可防虫。

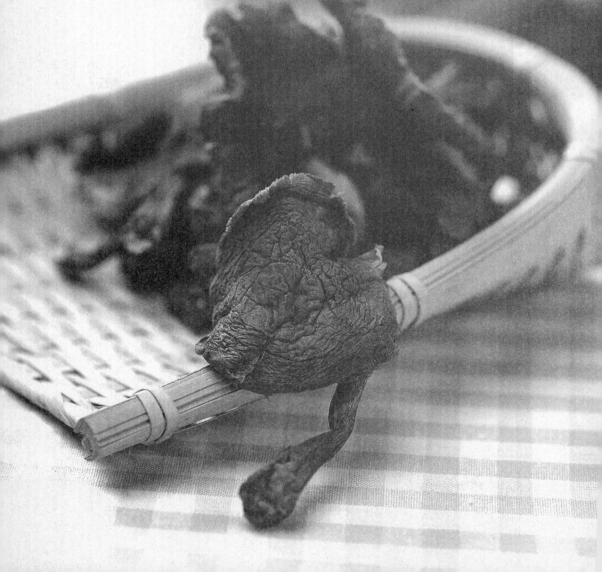

~香 菇~
香菇味美誉山珍，甘平益胃理小便

植物皇后

　　香菇是世界第二大食用菌，也是我国特产之一，在民间素有"山珍"之称。其味道鲜美、香气沁人，拥有"植物皇后"的美誉。

　　香菇营养价值丰富，含有的十多种氨基酸中，有异亮氨酸、赖氨酸、苯丙氨酸、蛋氨酸、苏氨酸、缬氨酸6种人体必需的氨基酸，还含有维生素D、B_1、B_2、烟酸及矿物盐和粗纤维等。香菇中的碳水化合物中以半纤维素居多，主要成分是甘露醇、海藻糖和菌糖，葡萄糖、戊聚糖、甲基戊聚糖等。

干香菇所含营养成分（每100g）

营养成分	含量	营养成分	含量
水	13g	磷	415mg
脂肪	1.8g	铁	25.3mg
碳水化合物	54g	维生素 B_1	0.07mg
粗纤维	7.8g	维生素 B_2	1.13mg
灰分	4.9g	尼克酸	18.9mg
钙	124mg	维生素 D	265mg

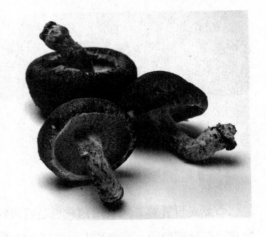

香菇古称"香蕈"，明代著名医药家李时珍著的《本草纲目》中记载，香菇乃食物中佳品，味甘性平，能益胃及理小便不禁。清代的《本草求真》说香蕈"大能益胃助食，……中虚服之有益。"且后世记载它还有托发痘疹之功。故民间常用香菇来辅助治疗小儿天花、麻疹，以及体虚胃弱，易于感冒等疾病。

 ## 香菇的保健疗效

医学研究发现，在100g干香菇中，含有265mg的维生素D，人体皮肤经太阳照射后可将其转化为活性维生素D，可用来防治婴儿佝偻病和促进小孩骨骼、牙齿、身体等的正常生长和发育。此外，香菇是多糖体，除可降低血压外，还能提高人体的免疫力，在抗癌、防癌方面具有一定的作用，并已经有成熟的中药注射剂在临床中应用。1989年3月25日，联合国专家、国际热带地区菇类学会主席张树庭教授在庆元考察时对香菇题词赞美："无芽，无叶，无花，自身结果；可食，可药，可补，周身是宝。"据日本东京大学的一个研究小组证实，从香菇组织中提取的水溶性木质素，具有刺激巨噬细胞的功能，有助于血液中骨髓细胞的增强，对艾滋病病毒的增殖具有较强的抑制作用。

★ 香菇的其他保健价值

香菇中含不饱和脂肪酸甚高，还含有大量的可转变为活性维生素D的麦角甾醇和菌甾醇，对于增强抗疾病和预防感冒及治疗有良好效果；经常食用香菇对预防人体，特别是婴儿因缺乏维生素D而引起的血磷、血钙代谢障碍而导致的佝偻病有益，可预防人体各种黏膜及皮肤炎症性疾病；香菇可预防血管硬化，可降低人的血压；从香菇中还可分离出降血清胆固醇的成分；香菇灰分中含有大量钾盐及其他矿质元素，被视为防止酸性食物中毒的理想食品。

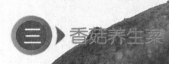

山药烩香菇

● 补气养肾，治疗消化不良

主　　料：新鲜香菇300g。

辅　　料：山药、胡萝卜、香葱、红枣。

调　　料：食用油、酱油、胡椒粉、精盐。

烹制方法：1. 胡萝卜洗净，去皮，切成薄片；香菇洗净，切薄片；红枣洗净，泡水；葱洗净，切段；山药洗净、去皮，切成薄片，放入水中加精盐浸泡。

2. 锅中倒油烧热，爆香葱段，放入山药、香菇及胡萝卜炒匀，加入红枣及酱油，用中火焖煮10分钟至山药、红枣熟软，再加入精盐和胡椒粉调匀，即可盛出。

功　　效：1. 补气，健脾和胃，养肾。山药可平补肺脾肾。

2. 可治疗消化不良。香菇含有多种维生素、矿物质，对促进人体新陈代谢，提高机体适应力有很大作用。可用于治疗消化不良、便秘和减肥等。

香菇鸭

益气健脾，治疗乏力

主　　料：新鲜香菇100g，鸭子1只。

辅　　料：大葱、老姜、蒜瓣。

调　　料：花椒、大料、油、黄/料酒、酱油、盐、白砂糖、鸡精。

烹制方法：1. 将鸭子洗干净，从鸭腹部切开去膛。干香菇洗净，用温水泡40分钟，过程中换1次温水。

2. 把去除内脏、洗净的鸭子放入盆中，放葱段、姜块和酱油，腌制1小时左右。

3. 大火将炸锅中的油烧热，把腌制好的整只鸭子放入油中炸成金黄色捞出，沥干油分。

4. 将鸭子和泡好的香菇放入炖锅，加高汤（或水）、鸡精、料酒、花椒、大料、葱段、姜块、蒜瓣、白砂糖和盐，中火炖40～50分钟左右，把锅里的汤耗尽即可。

功　　效：1. 益气健脾。

2. 治疗乏力、感冒：香菇营养丰富、味道鲜美，鸭肉平补脾胃，此药膳可以大补元气，增加抵抗力。

⭐ 如何挑选香菇

色泽：具有香菇特有的色泽，多为黄褐或黑褐色，以色泽鲜明亮丽者为好；菌褶颜色以淡黄色至乳白色为最佳。

香味：具有浓郁的、特有的香菇香气；无香味，或有其他怪味、霉味的品质就差。

形态：香菇的菌盖厚实、完整，以不全开启的为好；菌褶整齐细密；菌柄短而粗壮；边缘内卷、肥厚者为好。

含水量：干香菇要干燥，含水量以11%~13%为宜。不能太干，一捏就碎的，这样的品质不好。太湿不利于存放，易变质。

⭐ 新鲜香菇如何保存

新鲜香菇在采摘后30℃以下可以自然储存5~7天，但由于新鲜香菇从产地到达市场需要经历2~4次中介商转手，因此会造成对新鲜香菇的损伤，保鲜期进一步缩短。

短期保存方法：新鲜的香菇不要沾水，以免腐烂，伞朝下柄朝上放在保鲜袋里，扎几个透气孔，放在冰箱里冷藏，可保鲜1星期左右。但是由于在运输途中已经受到损伤，这个保鲜期会缩短，所以在冰箱中最好储藏不要超过1周，最佳食用期应该在3天以内。

长期保存方法：若想长期保存，可直接将新鲜的香菇放入保鲜袋，挤去空气，放进冷冻室冷冻一夜；第二天拿出来时会发现香菇已脱掉水分，只有表面留有水分及保鲜袋上留有密密的小水珠。这时，把香菇拿出来，用纸片吸掉香菇表面的水分之后，装进另一个干净的保鲜袋，重新放入冰箱冷冻保存。这样处理之后，新鲜香菇就变成可以直接烹饪的冻干香菇了。

注意事项：如果发现香菇水分比较多（菇伞颜色偏黑），不要急于将香菇放进冰箱保存，应摊开香菇放置于阴凉的地板上晾晒几个小时，待菇伞颜色变成灰色或显干燥后再放进冰箱储存；如果有发黑的香菇要及时丢弃，因为混在一起会影响其他的香菇。

⭐ 干香菇保存应注意以下几点

干燥贮存：香菇烘干后，如果不妥善贮藏，很容易反潮；特别是在雨季气温高、湿度大时更易引起霉变及虫蛀。

密封贮存：氧化反应是干香菇质变的必经过程，如果切断供氧则可抑制其氧化变质。可用铁罐、陶瓷缸等可密封的容器装贮干香菇,容器应内衬食品袋。要尽量少开容器口,封口时要排出衬袋内的空气,有条件的可用抽氧充氮袋装贮。

避光贮存:光线中的红外线会使干香菇升温,紫外线会引发光化作用,从而加速变质。因此,必须避免在强光下贮存干香菇,同时也要避免用透光材料包装。

单独贮存:干香菇具有极强的吸附性,必须单独贮存,即装贮香菇的容器不得混装其他物品,贮存干香菇的库房不宜混贮其他物资。另外,不得用有气味挥发的容器或吸附有异味的容器装贮香菇。

⭐ 发好的干香菇如何保存?

干香菇发好了一次吃不完,会很快变味。可以把发好的干香菇洗净,控干水分,分别装入食品保鲜袋,每袋够做一顿菜的就行。或包严放入冰箱冷冻,要吃的时候提前从冰箱拿出来解冻,炖、炒、炸、煲汤都可以。

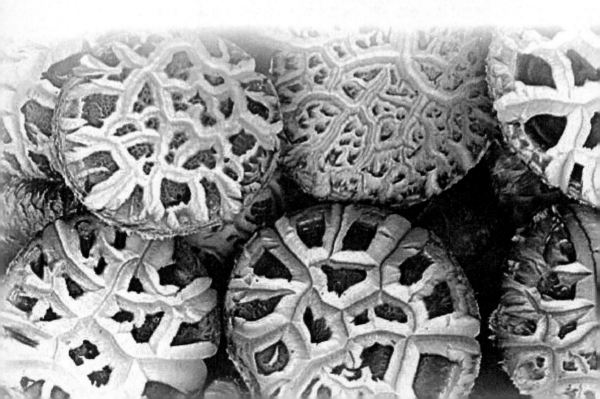

闲话鸡枞菌

鸡枞菌为白蘑科植物鸡枞的子实体，仅西南、东南几省及台湾的一些地区出产，是食用菌中的珍品之一。《黔书》道："鸡枞菌，秋七月生浅草中，初奋地则如笠，渐如盖，移暑纷披如鸡羽，故名鸡，以其从土出，故名枞。"

因其肉质细嫩，清香四溢，口感清脆，明代杨慎曾把鸡枞菌比作仙境中的琼汁玉液。品尝一次，终生难忘。野生鸡枞菌是风味爽口的食品，同时也是配菜的好选择，可配合家里的菜肴如肉类、蔬菜等用炒、煮、炖的手法烹饪出极富特色又绝对清香美味之佳肴。

 鸡枞菌的营养价值

鸡枞菌中的蛋白质含有氨基酸20多种，其中人体必需的8种氨基酸含量齐全。氨基酸种类和含量特别丰富，鸡枞菌能兼具脆、嫩、香、甜、风味成为誉古今的菌类珍品的重要原因。

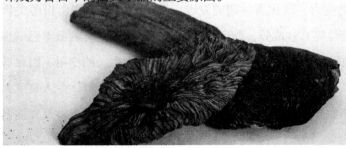

干鸡枞菌营养成分（每 100g）

营养成分	含量	营养成分	含量
能量	16kcal	蛋白质	2.5g
脂肪	0.2g	碳水化合物	2.5g
硫胺素	0.02mg	核黄素	0.25g
钾	102mg	钠	3.1mg
钙	4mg	镁	8mg
铁	1.8mg	锰	0.12mg
锌	0.46mg	铜	0.58mg
磷	38mg	硒	0.14μg
烟酸	5.5mg		

 ## 鸡枞菌的保健疗效

　　鸡枞菌富含钙、磷、铁、蛋白质等多种营养成分，是体弱、病后人群和老年人的佳肴。鸡枞菌含磷量高，是需要补磷人士的佳肴。常食鸡枞菌能提高机体免疫力，现代医学研究发现，鸡枞菌中含有麦角甾醇类物质，鸡枞菌多糖体等有效成分，能促进非特异性有丝分裂，刺激淋巴细胞转阳，对降低血糖有明显效果，并有抑制人体癌细胞生长的作用。因此对糖尿病及肿瘤患者的辅助治疗大有裨益。鸡枞菌能健脾和胃，令人食欲大增。鸡枞菌有养血润燥功能，对于证属血虚风燥的皮肤瘙痒患者及女性也很适合。

鸡㙡菌性平味甘，有补益肠胃、疗痔止血等功效。尤其善治脾虚所致的纳呆、消化不良、脘腹胀满以及痔疮出血等症。

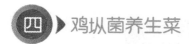 鸡㙡菌养生菜

鸡㙡菌豆腐汤

滋阴润肺，生津养胃，补肾嫩肤

主　　料：鸡㙡菌30g。

辅　　料：豆腐500g（北）。

调　　料：大葱、酱油、大蒜（白皮）、盐、植物油。

烹制方法：1. 鸡㙡菌用热水浸泡2小时，洗净后沥干水分，切成小片。

　　　　　2. 豆腐切成小块。

　　　　　3. 锅内放油烧热，放入鸡㙡菌，加适量蒜切末，炒热后加入适量冷水用武火煮沸，5分钟后再放豆腐，沸后加入葱末、酱油、盐即可。

功　　效：本品营养丰富，含有丰富的蛋白质、碳水化合物、钙及多种维生素，具有滋阴润肺，生津养胃，补虚嫩肤的功效，适合胃病患者食用。

冬瓜烧鸡枞菌

适合体弱、病后人群及老年人

主　　料： 鲜鸡枞菌100g。

辅　　料： 冬瓜150g。

调　　料： 树椒、葱姜片、精盐、蘑菇精、蔬菜高汤、胡椒粉、水淀粉、色拉油。

烹制方法： 1. 鲜鸡枞菌用清水漂洗2~3遍；冬瓜用波浪花刀切成条状。

　　　　　　 2. 锅入色拉油烧热，放树椒、葱姜片炒香，加入鲜鸡枞菌翻炒。倒入蔬菜高汤，加精盐、胡椒粉、蘑菇精烧至入味，水淀粉勾芡，收汁即可。

功　　效： 鸡枞菌内含钙、磷、铁、蛋白质等多种营养成分，是体弱、病后人群和老年人的佳肴。

★ 鸡枞菌有哪些品种？怎么辨别？

云南是我国鸡枞菌的主产区，年产2000吨以上。共有12个品种，其中肉柄华鸡枞菌和空柄华鸡枞菌为云南特有。鸡枞菌盖初期呈圆锥形，似斗笠，伸展后，中央呈乳头状突起，直径3~35cm，中央凸起部分呈深褐色，周围淡褐色至灰白色，呈辐射状裂开，表面光滑，菌肉肥厚，色洁白，菌褶稠密，长短不一。老熟后变为米黄色，与菌柄弯生至离生；菌柄组织与菌盖相连，常扭曲，具有较长的假根。地上部分呈白色或灰白色，长3~15cm，向上渐细，上部直径0.5~2cm，基部膨隆，直径1.5~4cm，地下部分褐色至黑褐色，向下渐细，长10~55cm。夏秋季单生或群生于白蚁巢上或其近围。菌肉细嫩、质韧，味如鸡肉丝。

⭐ **如何选择鸡枞菌?**

根据鸡枞菌的颜色和形态特点,分为黑皮、白皮、黄皮、花皮等许多
类型。味道以黑皮鸡枞为最好。

⭐ **鸡枞菌的保存**

储藏方法:平时可将干的鸡枞菌储藏在密封的塑料袋或玻璃瓶中,取
用后,都要再封好,以免鸡枞菌的鲜味散失。

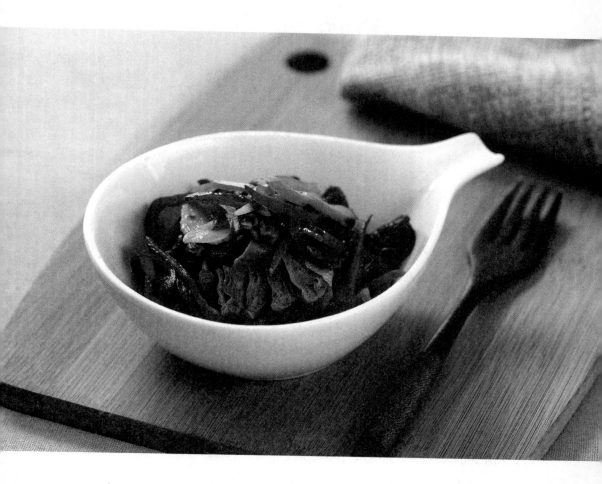

~鸡腿菇~
形似鸡腿味清香，通便化痰益胃良

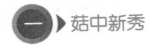 菇中新秀

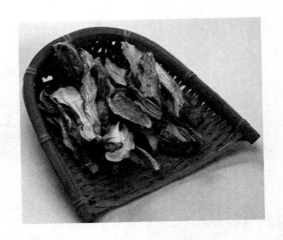

　　鸡腿菇，是鸡腿蘑菇的俗称，因其形如鸡腿，肉质肉味似鸡丝而得名，是近年来具有商业潜力的珍稀菌品，被誉为"菇中新秀"。鸡腿菇菇体白色，单生或丛生，未开伞前表面光滑，连同菌柄形如火鸡腿，菌盖具有反卷鳞片，所以有些地方又称其为"刺蘑菇"。这一科属的菌类有一个共同的特性是自溶现象，鸡腿菇的菌伞在还未张开时，边缘就已开始渐渐变黑，然后溶解。所以需要在菌伞未出现黑色时就采摘食用。

　　鸡腿菇清香鲜美，一直被奉为菌类中的美食。清代文人袁枚在他著名的饮食著作《随园食单》中就记载了"炒鸡腿蘑菇"的做法：把鸡腿蘑菇洗净，加酱油、酒一起炒熟，是一道非常美味的宴客菜肴。

由于鸡腿菇集营养、保健为一体，色、香、味、形俱佳。菇体洁白，肉质细腻。炒食，炖食，煲汤均久煮不烂，口感滑嫩，清香味美，因而备受大众青睐。20世纪80年代后期，我国发展了鸡腿菇的栽培技术。由于鸡腿菇生长周期短，易于栽培，近年来种植规模迅速扩大，已成为我国大宗栽培的珍稀食用菌之一。

 鸡腿菇的保健疗效

鸡腿菇含有丰富的蛋白质、碳水化合物、多种维生素、矿物质，具有调节体内糖代谢、降低血糖的作用，并能调节血脂，对糖尿病和高血脂有保健作用，是糖尿病患者的理想食品。鸡腿菇还含有抗癌活性物质，长期食用，可有预防肿瘤之功。

鸡腿菇能补益肠胃，帮助消化，对于肥胖、高血脂的人群尤为适宜。中医认为，血糖、血脂等本是人体正常所需的营养物质，但现在物质条件改善，许多人饮食不节，摄食过度，过食肥腻，过多营养物质随饮食进入人体，超过了脾胃正常运化的能力。脾胃运转不及，过多营养物质滞留血中，导致血脂、血糖升高，脂肪堆积，形成肥胖。加之现代人多静少动，以致摄入多消耗少，更加重了营养物质的沉积。此外，随年龄的增长，脏器功能衰弱，也会使脾胃运化无力，代谢失常，引起血脂血糖升高、形体肥胖等。鸡腿菇具有益肠胃，化痰理气的功效。可促进肠蠕动，且热量低，营养价值高，是很适于高血糖、高血脂、肥胖人群服用的。

《本草纲目》记载，鸡腿菇具有益肠胃，化痰理气的功效。《本经逢原》说，鸡腿菇能益胃清神，兼能化痰，治痔。鸡腿菇味甘质滑无毒，性质平和，能补益肠胃、帮助消化、增进食欲，还有化痰安神、治疗痔疮等功效，适合各类人群食用。尤其适用于脾胃虚弱、肠蠕动缓慢、排便不畅的人群。

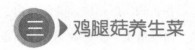 鸡腿菇养生菜

素炒鸡腿菇

> 促消化，益肠胃

主　　料：鸡腿菇150g。

辅　　料：香菜、蒜瓣适量。

调　　料：盐、鸡精。

烹制方法：1. 鸡腿菇切片，蒜切片，香菜切段。

2. 锅内放油烧热，先用蒜片炝锅，出香味后放鸡腿菇大火翻炒。

3. 炒熟后放盐、鸡精，撒上香菜出锅即可。

功　　效：鸡腿菇能补益肠胃，帮助消化，具有益肠胃，化痰理气的功效。可促进肠蠕动，适于肠胃消化不良者食用。

双色鸡腿菇

> 益胃清热，健脾消食

主　　料：鸡腿菇100g、莴笋50g、胡萝卜50g。

辅　　料：葱、姜、蒜适量。

调　　料：盐、酱油、糖。

烹制方法：1. 鸡腿菇、莴笋、胡萝卜切片，葱姜蒜切丝。

2. 锅内放油烧热，葱、姜、蒜炝锅出香味后，放莴笋和胡萝卜大火翻炒。

3. 炒至莴笋变色后，放入鸡腿菇继续翻炒。

4. 炒至鸡腿菇出水后，放少量酱油、盐、糖，出锅即可。

功　效：莴笋性寒，有益五脏、通经脉、清热的功效，胡萝卜性质平和，有健脾消食的作用。配合鸡腿菇，适合体内有热，容易上火的人群服用。

⭐ 鸡腿菇的选择

鸡腿菇颜色呈洁白至浅褐色为好。菌盖应是圆柱形，沿边缘紧紧包裹，如果长开的说明已经老了。菌褶应排列稠密。

⭐ 鸡腿菇的保存

鸡腿菇因为成熟后就要发黑自溶，因此不及时食用就要变黑。如果一次吃不完的话，最好用保鲜膜或纸袋包起来，放进冰箱里冷藏。如果环境温度不是太高的话，也可以将鸡腿菇放入保鲜袋中密封，并于干燥阴凉处保存。

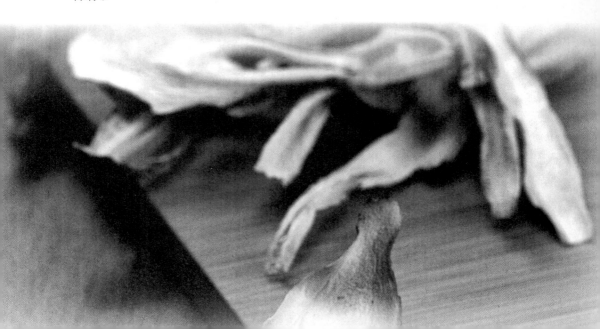

~杏鲍菇~
杏鲍菇似杏仁香，抗癌降脂又润肠

 草原上的美味

　　杏鲍菇又名刺芹侧耳、雪茸、鲍鱼菇或干贝菇，属真菌门、真担子菌纲、伞菌目、侧耳属，是一种珍贵的药食皆宜真菌。它原产于欧洲南部、非洲北部及中亚地区的高山、草原和沙漠地区，我国四川、青海、新疆也有少量分布，目前国内栽培的杏鲍菇多数是20世纪90年代后从欧洲引进的。杏鲍菇其肉质丰厚，以其口感脆嫩似鲍鱼，且具独特的杏仁香味而得

鲜杏鲍菇营养成分（每 100g）

营养成分	含量	营养成分	含量
热量	31kcal	蛋白质	1.3g
脂肪	0.1g	碳水化合物	8.3g
膳食纤维	2.1g	维生素 E	0.6μg
硫胺素	0.03mg	核黄素	0.14g
钾	242mg	钠	3.5mg
钙	13mg	镁	9mg
铁	0.5mg	锰	0.04mg
锌	0.39mg	铜	0.06mg
磷	66mg	硒	1.8μg
烟酸	3.68mg	叶酸	42.8μg

名，深得人们的喜爱。

杏鲍菇营养丰富、质地脆嫩、口感绝佳，故有"平菇王""草原上的美味牛肝菌"美称。富含蛋白质、碳水化合物、维生素及钙、镁、铜、铁、锌等矿物质，可以提高人体免疫功能，对人体具有抗癌、祛脂降压、润肠胃及美容等作用。

 杏鲍菇的保健疗效

杏鲍菇味甘性凉，归肝胃经。它具有补中益气、理气化痰等作用，可提高人体的免疫功能，抵御风、湿、燥、热邪对人体的侵袭。同时还能利尿、健脾胃，促进胃肠道的消化吸收。

杏鲍菇具有降血脂、降胆固醇、促进胃肠消化、增强机体免疫能力和防止心血管病等功效。

⭐ 祛脂降压

杏鲍菇含多糖、膳食纤维等丰富成分，具有较高的药理活性，能够软化和保护血管，有降低人体中血脂和胆固醇的作用。另外，与香菇、银耳、黑木耳的总糖含量相比，杏鲍菇总糖含量较低，还原糖含量较低，因而更适合糖尿病患者和老年人食用。

⭐ 提高免疫力

杏鲍菇含有高蛋白、低脂肪和人体必需的各种氨基酸，更重要的是含有丰富的多糖类物质。杏鲍菇提取物主要就是杏鲍菇多糖，增强机体免疫功能，具有抗病毒、抗肿瘤作用，杏鲍菇多糖作为一种特殊的免疫调节剂，在激活T淋巴细胞中具有强烈的宿主介导性，能刺激抗体形成，增强人体免疫力，发挥抗癌作用。

★ 消食

杏鲍菇有助于胃酸的分泌和食物的消化，宜于治疗饮食积滞症。

三 ▶ 杏鲍菇养生菜

杏鲍菇肉质肥嫩，适合炒、烧、蒸、烩、炖、做汤及火锅用料，蒸的口味比较嫩；烤的比较有嚼劲；做汤时，杏鲍菇放凉后再用手撕成条，不要用刀切，这样不会流失里面的汁水；亦适宜西餐；即使做凉拌菜，口感也非常好。加工后的杏鲍菇口感脆、韧，呈白至奶黄色，外观好。

杏鲍菇杜仲鸭

◦ 滋补肝肾，强腰壮骨

主　　料：鸭肉250g，杏鲍菇100g。

辅　　料：杜仲30g。

调　　料：盐适量。

烹制方法：1. 杏鲍菇洗净后用冷水泡软。

2. 鸭肉加适量水炖40分钟，加入杏鲍菇、杜仲，再以小火炖煮30分钟，加盐即可。

功　　效：滋补肝肾，强腰壮骨。杜仲性温，味甘，归肝、肾经。具有补肝肾，壮腰膝，强筋骨和安胎的功效。

⭐ 如何选购杏鲍菇

品质好的杏鲍菇应该具备如下特征：

菌盖：菌盖为圆碟状，表面平滑、干燥，有丝状光泽者为佳，再看菌盖是否开了，如果菌盖开了，代表采摘迟了，孢子都已经开了，其营养就大打折扣。菌盖直径以3cm左右的杏鲍菇口感最好。

菌褶：菌褶应排列密集，边缘及两侧平，有小菌褶。其次看颜色，杏鲍菇佳品应呈乳白色。

菌柄：先看表面的纤维，如果过粗就代表其太老了，表面纤维过细则代表太嫩缺少咬劲儿。其次看菌柄熟度，以7分熟的恰好，菌柄10cm左右为佳，菌柄过长代表氧气不足，或者光照偏暗。最后看颜色，色泽乳白光滑、肉质肥厚者为上品。

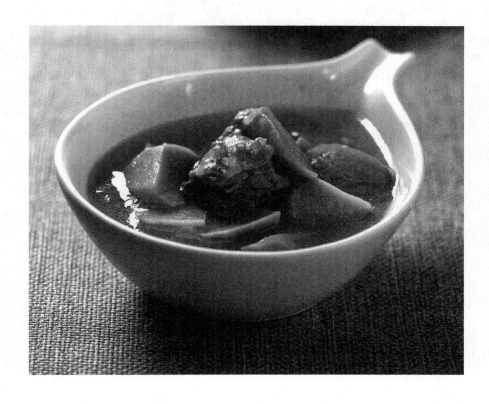

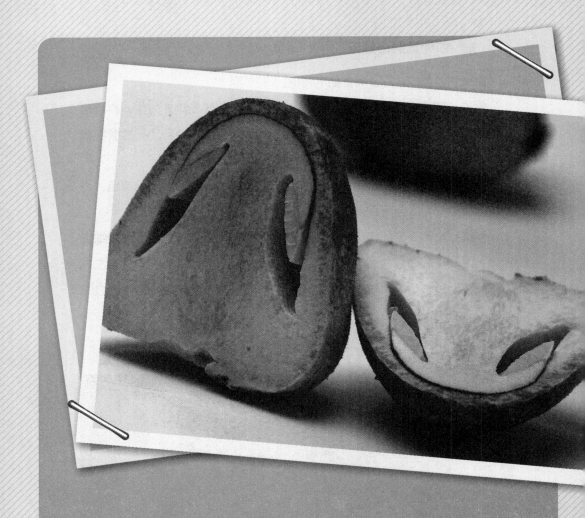

第七章　食中平补的"人间美味"

Chapter
Seven

★ 金针菇
★ 草菇
★ 口蘑
★ 茶树菇
★ 平菇

~金针菇~
小小金针益智强，轻身减肥保健良

 ▶ 闲话金针菇

　　金针菇，味清香脆嫩、甘美滑润，自古以来就被视作桌上珍馐，用来款待上宾。1984年，美国里根总统访问中国的时候，邓小平同志接待的国宴里就有我们熟悉的"凉拌金针菇"。小小金针菇，既不是什么山珍海味，也不是名贵菜品，如何登得上如此大雅之堂？我们不妨来认识一

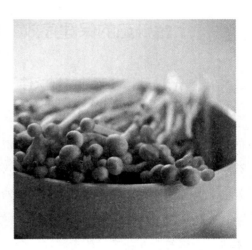

新鲜金针菇营养成分（每100g）

营养成分	含量	营养成分	含量	营养成分	含量
水分	89.37g	维生素 B_1	0.29mg	钙	0.097mg
蛋白质	2.72g	维生素 B_2	0.21mg	磷	1.45mg
糖	5.45g	维生素 C	2.27g	钠	0.22mg
脂肪	0.13g	灰分	0.83g	镁	0.31mg
粗纤维	1.77g	铁	0.22mg	钾	3.7mg

下这个"小身材，大本领"的菌类。

金针菇是目前人工栽培较为广泛的食用菌之一，在国际市场上的产量仅次于白蘑菇和香菇，居食用菌第三位。金针菇中含有丰富的多糖物质，对提高机体的免疫功能等有显著作用。金针菇多糖不但可以提高人体免疫力，而且具有保肝、保湿、抗感染、抗氧化、辅助改善记忆和缓解体力疲劳等保健作用。

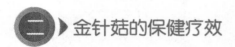

金针菇的保健疗效

★ 一休菇，儿童的"好伙伴"

大家都看过日本的动画片《聪明的一休》，认为一休是聪明的象征，而金针菇就有一个外号叫"一休菇"，说明金针菇有助于改善智力。金针菇中氨基酸含量非常丰富。金针菇含有八种人体所必需的氨基酸，其中赖氨酸的含量特别多。赖氨酸是参与人体新陈代谢的重要氨基酸，而在食物中又比较缺乏，所以被营养学界称之为"第一必需氨基酸"。赖氨酸供应不足，会引起食欲缺乏、体重减轻、贫血和体内各种酶的活性降低等，进而引起其他生理功能性疾病。足够的赖氨酸可提高钙的吸收水平，加速骨髓的生长。而且金针菇含锌量高于一般菇类，对增强智力，有良好的促进作用。有人用老鼠做过实验，人为地让老鼠产生记忆障碍，然后给老鼠服用提取过的金针菇多糖，后来发现老鼠的记忆能力明显的改善，可见长期食用金针菇可以提高孩子们的学习记忆能力。

另外，金针菇能有效地增强机体的生物活性，促进体内新陈代谢，有利于食物中各种营养素的吸收和利用，对生长发育也大有益处。有人用金针菇提取液做了一个群体研究，发现学龄前儿童食用7周后，实验组的儿童身高与上臂围增长值明显高于对照组。也因于此，日本人把金针菇作为儿童保健和智力开发的必需食品。研究人员发现，小孩从断奶起到学龄期，长期食用金针菇的儿童不但聪明多智，记忆力强，而且体重和身高均明显增加。由此可见金针菇非常适合儿童食用。

⭐ 苗条菇，轻身又减肥

随着生活条件的提高，儿童喂养过度，垃圾食品摄入过多，儿童肥胖病率越来越高，甚至很多儿童去医院一查都患有高脂血症，大家都喜欢开玩笑把这些孩子叫 "胖墩儿"，因为看起来可爱，大人也不当回事，其实这种肥胖为孩子的健康埋下了很大的隐患，很多胖孩子日后容易患上糖尿病、高血压，不利于学习和生长发育。所以我们说儿童也要关注体重，避免肥胖。日常生活中多吃些金针菇可以有效地降低体内的胆固醇含量。金针菇富含植物纤维，高钾低钠，可以清利肠道、血管，有降低血脂、胆固醇作用，常食金针菇能预防血脂升高，降低胆固醇，防治心脑血管疾病，同时也使人的饱腹感延长，适合高血压患者、肥胖者和中老年人食用。

⭐ 多能菇，提高免疫力

金针菇所含的多糖等物质具有提高人体免疫力、抗菌消炎、防御肿瘤的作用。新加坡的研究人员发现，金针菇菌柄中含有一种蛋白，可以抑制哮喘、鼻炎、湿疹等过敏性病症，没有患病的人也可以通过吃金针菇来加强免疫系统。动物实验证实金针菇还能抑制癌细胞的生长，适用于各种早、中期癌症的治疗。在日本，生产金针菇最多的长野县居民由于长年食用这种菇类，肿瘤发病率明显低于其他任何地区。

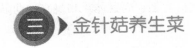 金针菇养生菜

金针牛蒡排骨汤

减肥降脂，降压抗癌

主　　料：金针菇125g，排骨250g。

辅　　料：牛蒡1/2根。

调　　料：盐适量。

烹制方法：1. 排骨煮出血沫，用冷水冲洗干净，金针菇在热水中焯一下，取出备用。

2. 将牛蒡用铁丝球擦去表面的黑色外皮，切成小段。

3. 把排骨、切好的牛蒡金针菇放入炖锅当中加适量水，大火煮开后，改用小火炖60分钟，加盐调味即可。

功　　效：金针菇与牛蒡共同的作用是减肥降脂，降低血压，抗动脉硬化和抗癌。

凉拌金针菇

降脂减肥

主　　料：金针菇200g。

辅　　料：西红柿1个，黑木耳50g。

调　　料：食盐、醋、芝麻油。

烹制方法： 1. 将金针菇洗净后，切去蒂，焯水后备用。

2. 将黑木耳焯水后，切丝备用；西红柿去皮后切丝备用。

3. 将焯水后的金针菇、黑木耳丝、西红柿丝放入盆中，加适量盐、醋、芝麻油搅拌后即可。

功　　效： 黑木耳有很好的降脂、通利血脉的作用，配合促进胃肠蠕动的金针菇，实为降脂减肥佳肴。凉拌的方法可避免过度烹煮，较好地保留了营养成分。

四 ▶ 如何选购金针菇

挑选金针菇，第一看色泽。色泽要均匀，无杂色，或淡黄或白嫩；第二闻气味。新鲜的金针菇应该是菌香味，如有异味，可能是经过熏、漂、染或处理过，不可选购；第三看形状大小。金针菇长约15cm，菌顶（螺帽部分）呈半球形，未完全打开的金针菇通常比较鲜嫩，完全长开的就说明老了，口感和营养会大打折扣。

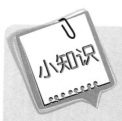

怎样食用金针菇

金针菇有一个外号叫 "see you tomorrow"，这是说金针菇不易消化，不少人吃金针菇容易拉肚子，那到底怎么吃金针菇最适合自己呢？

中医中药与中国食疗文化的神奇就在于烹调方法与中药炮制一样，对于食物、药物的性味、作用起着至关重要的作用。比如金针菇，对于脾胃虚弱，容易腹泻的儿童，那就不能整根吃，要切碎炖烂，一定程度上减少纤维的通便作用，并且长时间炖烂之后有利于吸收；对于小孩、老人可以将金针菇切碎或搅拌成泥状，再放肉末或鸡蛋等烹调。

另外，要注意金针菇性寒，吃多了会胃疼，容易腹泻的人不适合多吃。金针菇一定要煮熟再吃，否则容易引起中毒。因为新鲜的金针菇中含有秋水仙碱，食用后容易因氧化而产生有毒的二秋水仙碱，它对胃肠黏膜和呼吸道黏膜有强烈的刺激作用。秋水仙碱易溶于水，充分加热后容易被破坏，因此，凉拌时，除了用冷水浸泡，还要用开水焯一下，使金针菇熟透，使秋水仙碱遇热分解。

另外，需注意金针菇中含纤维较高，平时也一次不要吃太多。

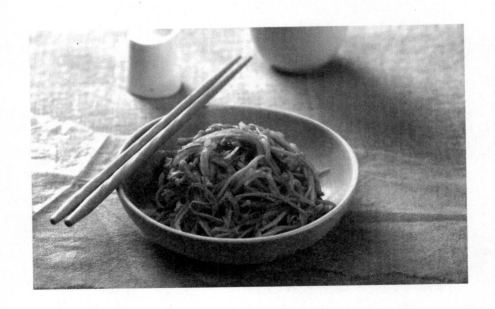

~草 菇~
素中美味名天下，清热补益营养佳

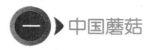 中国蘑菇

　　草菇，因其最开始在稻草中种植而得名，又名稻草菇、兰花菇、南华菇、秆菇、麻菇、贡菇、广州菇、中国菇、美味苞脚菇等。草菇是热带和亚热带地区广泛栽培的食用菌，我国是草菇的发源地和主产国。其鲜菇肥嫩鲜美、脆滑爽口，不仅营养丰富，且在保健、医疗等方面亦有较大的应用价值。

　　据考证，草菇最早是由中国广东韶关南华寺的僧人用野生草菇栽培成功的，故世称"南华菇"，因此草菇也素有"中国蘑菇"之称。道光年间《英德县志》载："南华菇：元出曲江南华寺，土人效之，味亦不减北地蘑菇。"同治年间更是作为贡品献给皇室。1932～1935年间，华侨把栽培

草菇所含营养成分（每100g）

营养成分	含量	营养成分	含量
维生素 B_1	0.35mg	碳水化合物	4.3g
维生素 B_2	3.0mg	蛋白质	2.68g
维生素 C	207.7mg	脂肪	0.2g
烟酸	64.9mg	纤维素	1.6g

草菇的技术传入了东南亚国家。

草菇含有丰富的蛋白质，营养价值高，香气浓郁、肉质细腻、味道鲜美，有"素中之荤"的美名，也是许多素斋名菜的主要原料。

草菇蛋白质含量丰富，氨基酸种类齐全，人体必需的8种氨基酸含量占氨基酸总量的40%左右。其脂肪含量很低，其中的不饱和脂肪酸含量却很高。草菇还含有多种维生素，如维生素B_1、B_2、烟酸、维生素C和维生素D前体等。

 ## 夏季尤宜食草菇

草菇所含纤维素有促进肠蠕动的作用，可以缓解便秘，同时还可以减少人体对碳水化合物的吸收，降低血糖含量，有利于糖尿病患者。草菇还有提高人体抵抗力和免疫功能的作用，国外已有报道草菇子实体和菌丝体提取的多糖具有抗肿瘤活性。另外，草菇富含的维生素C能促进人体新陈代谢，增强机体抵抗力，改善过敏症状。

中医里有个说法叫"疰夏"，即夏季炎热潮湿，面对持续的高温状态，人体调整如果不能及时适应气候变化，则会出现头晕脑涨、心烦口干、食欲不振、小便短少、自觉发热等现象。草菇性偏寒凉，有能消食去热、清热解暑的功效，尤其适合于夏季养生食疗。草菇除了清热祛暑外，本身也含有丰富的蛋白质，具有很高的营养价值，既能清热，又对人体有一定的补益作用。在北方的冬季，由于室内有暖气，家里一般温度比较高，人们也常进食辛辣烧烤的食物，导致冬季有内热的人很多，此时吃些草菇对人体也是好处多多。

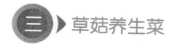 三 ▶ 草菇养生菜

草菇冬笋

清热化痰，和中润肠

主　　料：草菇300g。

辅　　料：冬笋100g。

调　　料：盐、淀粉、鸡精、香油、高汤。

烹制方法：1. 冬笋切片先用沸水焯一下去涩味，草菇洗净。

2. 锅烧热放油，先放入笋片，翻炒几下后，加入草菇、高汤和鸡精。

3. 烧开后改小火炖10分钟，放盐，淀粉勾芡，淋入香油即成。

功　　效：冬笋味甘、微寒，具有和中润肠、清热化痰、利尿通便、养胃消食的功效。冬笋甘寒通利，其所含的膳食纤维可以促进胃肠蠕动，有通便的作用。与草菇配合，可清热化痰、和中润肠，适用于痰热内盛导致的饮食不佳、痰多胃胀等症状。

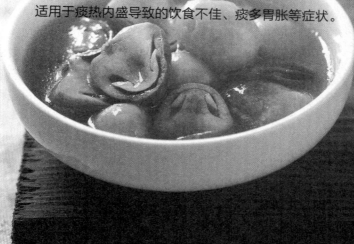

草菇豆腐汤

清热祛火，适用于食积内热者

主　　料：草菇300g、豆腐100g。

辅　　料：葱、姜。

调　　料：盐、鸡精、香油、高汤。

烹制方法：1. 豆腐切块，草菇洗净。

2. 放入砂锅加高汤烧开。

3. 加入盐、葱段、姜片和鸡精，炖10分钟。

4. 点少许香油，出锅即可。

功　　效：豆腐性味偏凉，可以清热、利尿、解毒。与草菇配合，此道汤清淡鲜美，具有清热解毒的作用。适用于饮食积滞，体内有热，容易上火的人群。

宜

草菇中含有丰富的蛋白质，但若未煮熟食用，可能会出现恶心、呕吐等中毒反应。故草菇适于熬汤、烧炖等较长时间烹调的方法，确保熟透才可食用，不宜做凉拌菜食用。

一般人群均可食用，更适合糖尿病患者及容易上火的人群。

草菇性寒，平时脾胃虚寒的人应少食。

草菇的鉴别及储存

草菇的选择

草菇的外形象鸡蛋的形状，上端棕黑色，下端根部呈白色。新鲜的草菇颜色黑白分明，手感坚实，捏起来有一定硬度，不松软。如果发现草菇表面发黄，有水流出并发黏，说明这是变质的草菇，要避免选购。

草菇的保存

草菇是高温食用菌，新鲜草菇不能放入冰箱保存，否则会变黑渗水。鲜草菇在14～16℃可保存1～3天。如果来不及及时吃掉，可以把鲜草菇削根洗净后，放在煮开的淡盐水里焯2～3分钟，降温冷却后放入冰箱，能保存5天左右。

~口 蘑~
口蘑肉厚质纯香，益气防癌减肥尝

 草原上的补钙佳品

口蘑于夏秋季在草原上群生，常形成蘑菇圈，产于河北、内蒙古、黑龙江、吉林、辽宁等地。因为这种蘑菇通常运到张家口市加工，再销往内地，故称"口蘑"。

口蘑是直接食用的名贵真菌，它伞盖肥厚，清香适口，独具风味，被人们誉为"素中之肉"。有

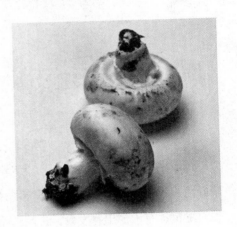

鲜口蘑营养成分（每100g）

营养成分	含量	营养成分	含量
热量	242kcal	烟酸	44.3mg
脂肪	3106mg	蛋白质	38.7g
磷	1655mg	碳水化合物	31.6g
钙	169mg	铁	19.4mg
镁	167mg	膳食纤维	17.2g

10多种都是味美的食用真菌，主要品种有白蘑、青腿子、马莲杆、杏香等。其中白蘑色、香、味最佳，营养价值高，是我国北方草原盛产的 "口蘑" 之最上品，畅销于国内外市场。新鲜的白蘑菌盖洁白，褶细、盖大、肉厚、柄短，气味极清香。在夏秋产蘑时节，一场细雨过后，十里之外就可以闻到蘑香。

口蘑用来清炖、红烧、做汤均可，其味清香、鲜美，且形状规整好看，历来为席上珍馐。

口蘑含有人体所必需的8种氨基酸以及多种维生素、尼克酸、抗坏血酸等。口蘑属于低脂肪食品，一般品种的脂肪含量仅为干重的4.4%。在所有食用菌中，它对矿物元素的聚集能力特别强。据实验分析，一般品种的口蘑中含有矿物元素达10余种，特别是对人体关系密切的钙、镁、锌和微量元素硒、锗的含量，仅次于药用菌灵芝，比一般食用菌高几倍甚至几十倍，在人体中的吸收效果也非常好。其中硒的最大作用是能明显抑制癌前病变，在有效剂量范围内，越早补硒，癌症的发病率就越低。

 口蘑的保健疗效

口蘑可预防骨质疏松、防癌、抗氧化，还可以减肥和美容。防止便秘、促进排毒、预防糖尿病及大肠癌、降低胆固醇含量，降低因缺硒引起的血压升高和血黏度增加，调节甲状腺功能，提高免疫力。

硒是微量元素中的 "抗癌之王"。目前市场上的补硒产品很多，但研究证实，有些富硒食物的补充效果并不是很好。口蘑中含有硒、钙、镁、锌等十几种矿物元素，其含量仅次于灵芝，在人体中的吸收效果也非常好。

口蘑中还含有一种稀有的天然氨基酸抗氧化剂——麦硫因。研究人员已发现，口蘑中麦硫因的含量是麦芽的12倍以上，是鸡肝的4倍多，而麦芽和鸡肝一直以来都被认为是抗氧化剂麦硫因的主要食物来源。

　　减肥的人群可以选择口蘑，因为它的热量少，含大量膳食纤维，能够防止便秘、促进排毒，从而防止发胖。口蘑除富含基本的膳食纤维、蛋白质和多种维生素外，还含有叶酸、铁、钾、硒、铜、核黄素等。研究表明，常吃口蘑的人对大多数维生素和矿物质的摄入量更高。

　　口蘑中含有大量的维生素D。据美国《洛杉矶时报》报道，最新研究发现，口蘑是富含维生素D最多的菌类，当口蘑受到紫外线照射的时候，就会产生大量的维生素D，而多摄入维生素D，就能很好地预防骨质疏松症。

　　口蘑中含有可以抵抗病毒侵害的物质，而且经常食用可以防止癌症的发生。美国塔夫茨大学的一项研究表明，口蘑可以促进自然免疫系统发挥作用，提高自然防御细胞的活动能力，杀死或抗击各种病毒，对病毒性肝炎有一定的食疗效果。

　　口蘑性甘，平。归肺、心二经。具宣肺解表、益气安神的功效，适用于小儿麻疹、心神不安和失眠等。

三 ▶ 口蘑养生菜

口蘑烩雪蛤

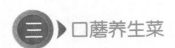

开胃理气，滋阴养颜

主　　料：口蘑300g。

辅　　料：水发雪蛤油3g、冬笋50g、豌豆和香菜适量。

调　　料：猪油、盐、酱油、绍酒、葱、姜、芝麻油、湿淀粉、鸡汤、胡椒粉。

烹制方法： 1. 把冬笋切成小片，口蘑切成小片，香菜切末，葱切段，姜切块。

2. 勺内放猪油，油热时，用葱、姜块炝锅，加酱油，鸡汤。烧开后，捞出葱、姜块，放入雪蛤油、绍酒、味精、花椒水、冬笋、豌豆、胡椒粉和口蘑。

3. 烧开后，撇去浮沫，用湿淀粉勾成米汤芡，淋上芝麻油，撒上香菜，盛入汤盘内即成。

功　　效： 1. 开胃理气，滋阴养颜。适用于面黄枯瘦，不思饮食，体弱，吐血，盗汗，女子性功能低下等症。

2. 平补脾胃，养肺。

口蘑蒸鸡

补脾补气，减肥

主　　料：口蘑150g。

辅　　料：整只鸡。

调　　料：鸡油、葱、姜、盐、味精、白糖、料酒、湿淀粉。

烹制方法： 1. 将鸡洗净去骨剁块，用味精、盐、糖、料酒拌匀，浆上湿淀粉再拌上鸡油盛入碗中。

2. 口蘑洗净，切成片，放在鸡上。葱、姜放在最上面。

3. 上屉用旺火蒸约30分钟，待熟透取出，挑去葱、姜盛入盘中即成。

功　　效： 1. 补脾补气，和胃。

2. 本品热量少、营养多，除基本的膳食纤维、蛋白质和多种维生素外，还含有叶酸、铁、钾、硒、铜、核黄素等。具有明

142 | 我爱养生菇

显的减肥作用。

⭐ 如何挑选口蘑？

购买鲜口蘑首先要注意是否新鲜。首先看外表，新鲜的菌盖比较水灵，菌褶一片一片立着，不会倒塌，没有发霉。颜色也不要特别深，不然是泡过水的。

⭐ 口蘑的食用技巧

最好吃鲜蘑，市场上有泡在液体中的袋装口蘑，食用前一定要多漂洗几遍，以去掉某些化学物质。口蘑宜配肉菜食用，制作菜肴不用放味精或鸡精。

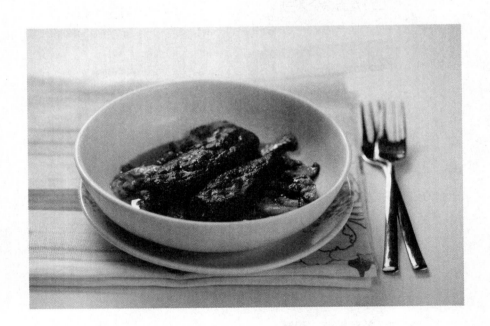

~茶树菇~
中华神菇味益加，平肝补肾又明目

 老树新菇营养好

　　茶树菇又名茶薪菇、茶菇、油茶菇和神菇，欧洲人称之为杨鳞耳，日本人称之为柳松茸。茶树菇主要产地为福建古田县，此外全国各地也均有生产，昆明、成都、北京等地为较大产区，江西省黎川县也是茶树菇重要产区。在自然条件下，茶树菇生长在小乔木类油茶林腐朽的根部及其周围，砍伐老林后的再生林中生长较多。由于油茶树木质坚硬，腐朽速度较慢，因此茶树菌丝体的生长周期较长。茶树菇是一种高蛋白、低脂肪的食用菌。它脆嫩爽口、盖肥柄嫩、味道鲜美，深受消费者欢迎。

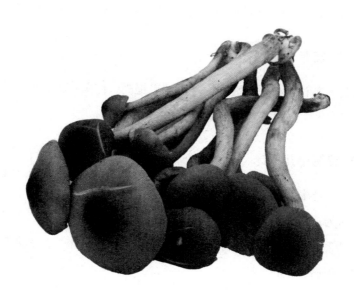

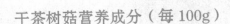

干茶树菇营养成分（每100g）

营养成分	含量	营养成分	含量
蛋白质	14.2g	纤维素	14.4g
钾	4713.9mg	钠	186.6mg
铁	42.3mg	钙	26.2mg
糖	9.93g		

 茶树菇的保健疗效

⭐ **防癌抗癌**

茶树菇含有大量抗癌多糖，有较好的抗癌作用，人们称之为"中华神菇"、"保健食品"和"抗癌尖兵"。

⭐ **抗衰老**

茶树菇可以补肾滋阴、健脾，并且可以提高人体免疫力、增强人体防病能力，因此经常食用可起到抗衰老、美容等作用。

⭐ **缓解小儿尿床**

茶树菇对肾虚尿频、水肿、小儿低热尿床等有独特疗效。

中医认为茶树菇性平、甘温，无毒，有清热、平肝、明目、补肾之功效，也可以利尿渗湿，健脾止泻。可用于治疗腰部酸痛、肾炎水肿、胃冷、头晕、腹痛、呕吐等症。

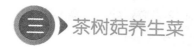

瓦罐菌菇汤

提高免疫力，抗衰老

主　　料：茶树菇200g。

辅　　料：草菇、鸡腿菇、香菇、杏鲍菇、金针菇各50g。

调　　料：鸡汤、葱花、盐、麻油适量。

烹制方法：1. 将所有材料洗净切斜片，香菇、鸡腿菇、杏鲍菇切片。

　　　　　2. 将材料全部放入瓦罐内，以小火炖开，撇去浮沫，以微火炖3小时左右至汤汁减少一半。

　　　　　3. 加入适量盐，滴入少许麻油，放入葱花即可出锅。

功　　效：此菜品长期食用可提高免疫力，抗衰老。

茶树菇乌鸡汤

补肝益肾，健脾止泻

主　　料：茶树菇100g，乌鸡1只。

辅　　料：葱、姜适量。

调　　料：盐。

烹制方法：1. 乌鸡用冷水洗净，斩成大块；茶树菇洗净、切段。

　　　　　2. 将乌鸡放入砂锅中，加入没过乌鸡的冷水，大火烧开锅中的

水，让乌鸡渗出血沫，将血沫撇清，加入足够的水，放入
葱、姜，大火烧开，调成文火煲2小时。

3. 再加入茶树菇小火煲20分钟，上桌前加入盐即可。

功　　效：补肝益肾，健脾止泻。

与鸡肉同时烹饪，有助于促进蛋白的吸收。
腹泻者及脾胃虚寒者慎食茶树菇。因为茶树菇性滑，可能加重腹
泻；又因其性凉，会加重脾胃虚寒。

四 ▶ 如何选购、保存茶树菇

茶树菇作为饭桌上常见的食用菌之一，鉴别及挑选非常重要。购买时
要注意以下几点：第一茶树菇粗细大小应该一致，如果不一致，说明不是
一个生长期的，可能掺杂着陈年茶树菇；第二看菌杆。相对粗大的菌杆色
比较淡，稍微有些棕色比较好；第三茶树菇闻起来清香，如果闻起来有霉
味的茶树菇是绝对不可以买的；第四要看有没有开伞，未开伞的茶树菇品
质比较好；第五要看色彩是否新鲜，呈自然茶色者最佳。

对于鲜茶树菇的保存：可先包一层吸水性较强的纸，比如棉纸、草
纸，再放入塑料袋，置于阴凉通风干燥处保存。如果使用冰箱冷藏，须经
常拿出来通风，否则容易霉变。长时间保存茶树菇，可采用速冻保鲜的方
法：将茶树菇分类，菇体大小尽量一致，这样可以在速冻过程中保持温度
均匀。也可采用真空密封包装放置冰箱中，然后将温度降至零下39℃以
下。速冻后的贮存温度低于零下18℃，这样保质期可达一年。如果是干茶
树菇，则可以保存数月。

~平　菇~
甘平滑嫩味道美，营养丰富健脾胃

 平菇不平常

蘑菇的种类很多，其中最常见的就是平菇了。平菇质嫩肉滑、味道鲜美，营养价值高，而且易于采购，深受广大美食爱好者的欢迎。

平菇由菌丝体和子实体组成。菌丝体是人们肉眼看不到的白色丝状物，子实体是人们食用的部分，它是形成平菇的种子——孢子的场所。

据学者考证，中国古籍中所记的一种称作"天花蕈"的食用菌，很可能就是今天的平菇。李时珍在《本草纲目》"天花蕈"一条下记载："（天花蕈）形如松花而大，香气如蕈，白色，食之甚美。"天花蕈因其美味，自北宋起即被进贡给皇室享用，此后历朝皆然。清朝史学家姚之骃编撰的《元明事类钞》中说，天花蕈被视为非常珍贵的菌类，当时用一株天花蕈在市面上就可以换取到一匹缣帛，可见其价格之高。如今，因为推广栽培技术，平菇较易种植，加上其适应性强，产量高，几乎遍及全国城乡，早已进入寻常百姓家，成为我们人人都能享用的佳肴了。

二 平菇的保健疗效

平菇含有丰富的氨基酸，是极好的营养保健食品。平菇中的脂肪远低于动物性食品，是典型的低热量食物。与动物食品相比，它的非饱和脂肪酸含量高于饱和脂肪酸，多食也不会引起发胖，是健美减肥者的首选食品。另外，平菇中含有的平菇多糖具有抗肿瘤、抗氧化、抗病毒等生物学活性，具有一定的药用价值。平菇还含有多种维生素，它的矿物质含量也十分丰富，尤以锰含量最高。锰可促进骨骼的生长发育，保持正常的大脑功能，维持正常的糖脂代谢，改善机体的造血功能等。

　　明代范洪的《滇南本草图说》载："天花菌，气味甘，性平，无毒。色白味佳。主治补中益气，健脾宽中。亦治小儿五疳虫疾，食之可化。"即是说平菇性质平和，不寒不热，适合各类人群食用，尤其适合脾胃虚弱、消化功能较差（慢性胃炎）的人群。

鲜平菇所含营养成分（每100g）

营养成分	含量	营养成分	含量
蛋白质	1.7g	维生素A	2mg
碳水化合物	4.6g	维生素C	4mg
脂肪	0.3g	纤维素	2.3g
维生素B$_1$	0.12mg		

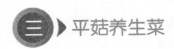 平菇养生菜

平菇烧牛肉

补脾胃，益气血，强筋骨

主　　料：平菇200g、牛肉300g。

辅　　料：葱、姜适量。

调　　料：盐、糖、酱油、料酒、植物油、花椒、大料。

烹制方法：1. 平菇洗净撕成片状，控净水。牛肉切成3cm大小的方块，放入水中煮开撇去血沫，捞出备用。

2. 锅中放油烧热，放入葱、姜爆香，再放入牛肉块煸炒至5成熟，加入糖、盐、酱油、料酒、花椒、大料及适量水（淹没牛肉）。

3. 大火烧沸，用小火炖至8成熟，加入平菇，用中火烧至汤汁浓稠，盛盘即可。

功　　效：牛肉营养丰富，配合平菇，二者具有补脾胃、益气血、强筋骨的作用。此菜品适于脾胃虚弱而致消化功能欠佳，以及久病体虚乏力和术后创口愈合迟缓的人群。

松仁平菇

补益气血，消除疲劳

主　　料：平菇300g。

辅　　料：松子仁30g。

调　　料：盐、鸡精、淀粉、高汤、香油、植物油。

烹制方法：1. 平菇洗净切片，放入沸水中焯3分钟，控净水。

2. 锅中放油烧热，放松子仁下锅炸一下，香味出来后，放入平菇、盐、鸡精、淀粉和高汤烧开。

3. 淀粉勾芡，淋香油，装盘即成。

功　　效：松子仁甘温、质润气香，具有补益气血、润燥滑肠的功效。松子仁中还含有极为丰富的维生素、不饱和脂肪酸和大量的矿物质，有强壮筋骨，消除疲劳的作用。本菜谱适于饮食不佳，容易疲劳的人群。

凉拌平菇丝

健脾胃，益气润肠

主　　料：平菇300g。

调　　料：酱油、香油。

烹制方法：1. 平菇洗净切片，放入沸水中焯5分钟，控净水，切丝装盘。

　　　　　2. 浇上香油、酱油即成。

功　　效：平菇性质平和，具有健脾益气，润肠的作用，适于脾胃虚弱、消化不良及大便不畅的人群。

四 ▶ 八成熟的平菇最好

购买平菇时，应选择整齐、颜色正常、质地脆嫩而肥厚，气味纯正清香，无杂味、病虫害，八成熟的鲜平菇。这种八成熟的平菇，菌伞不是翻张开，而是边缘向内卷曲，而且边缘齐整，没有开裂。而不新鲜的平菇，菇片的边缘呈平散状，边缘不整齐，有开裂。

有些商贩常常用水浸泡平菇。如何辨别呢？新鲜的平菇，如果感觉有点湿是正常的，但是其表面会有些皱褶，颜色较浅，上面还有些绒毛，而且质地较脆；而浸过水的平菇表面光滑，颜色较深，韧性较强。